U0386271

在比较中学习

学习

疫情防控公开课

中共北京市委教育工作委员会
北京高校思想政治理论课高精尖创新中心

组织编写

中国人民大学出版社
·北京·

编委会

主　任：王　宁

副主任：郑吉春　刘宇辉　狄　涛　齐鹏飞

成　员：李永乐　梅赐琪　阎　天　霍政欣

　　　　董　城　陈培永　刘　壮　周家彬

　　　　王　易　宋学勤　何虎生　寇红江

　　　　安品品　赵国伟　姜　男

沧海横流，方显英雄本色！

当前，新冠肺炎疫情仍在全球肆虐，波及范围超过200个国家和地区，给人类生命安全和身体健康带来巨大威胁。我国在以习近平同志为核心的党中央坚强领导下，坚持人民至上、生命至上，迅速打响疫情防控的人民战争、总体战、阻击战。经过艰苦卓绝的努力，全国疫情防控斗争取得重大战略成果。在坚持依法防控、科学防控的基础上，我国及时做出统筹疫情防控和经济社会发展的重大决策，推动落实分区分级精准复工复产，最大限度保障人民生产生活。我国不仅有效遏制了病毒传播，在疫情防控和经济恢复上都走在世界前列，还主动扛起了大国的责任，同世界各国携手合作、共克时艰，为全球抗疫贡献了智慧和力量，为全球战

"疫"做出了重要贡献！

在经历中，我们不惧风雨，毅然前行；

在比较中，我们优势独显，愈发自信！

继第一季疫情防控公开课"在经历中学习"受到广泛关注和普遍好评后，中共北京市委教育工作委员会、北京高校思想政治理论课高精尖创新中心结合当前我国常态化疫情防控形势，精心打造第二季疫情防控公开课"在比较中学习"。本季公开课邀请了中国人民大学附属中学李永乐、清华大学梅赐琪、北京大学阎天、中国政法大学霍政欣、中国人民大学周家彬、首都医科大学附属北京友谊医院刘壮等8位首都地区教学名师与先进典型先后同青年学生面对面，从历史到现实，从国际到国内，从科学到法治，以中外比较视角，深入解读当前全球疫情防控实践，帮助学生进一步了解我国国家制度和国家治理体系的显著优势，厚植爱国主义情怀。

2020年9月8日，习近平总书记在全国抗击新冠肺炎疫情表彰大会上指出，抗击新冠肺炎疫情斗争取得重大战略成果，充分展现了中国共产党领导和我国社会主义制度的显著优势，充分展现了中国人民和中华民族的伟大力量，充分展现了中华文明的深厚底蕴，充分展现了中国负责任大国的自觉担当，极大增强了全党全国各族人民的自信心和自豪感、凝聚力和向心力，必将激励我们在新时代新征程上披荆斩棘、奋勇前进。为进一步深入学习习近平总书记重要讲话精神，引导学生从抗击新冠肺炎疫情斗争中进一步增强"四个意识"，坚定"四个自信"，做到"两个维护"，将此次公开课的讲稿内容作为新时代青年学生思想政治教育的重要素材整理出版，希望同学们学思践悟，大力弘扬伟大抗疫精神，切实将其转化为全面建设社会主义现代化国家、实现中华民族伟大复兴的强大力量。

目录 CONTENTS

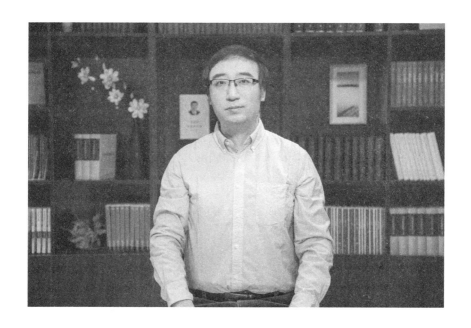

| 李永乐 |

  中国人民大学附属中学物理教师、物理竞赛教练。本科毕业于北京大学物理系，硕士毕业于清华大学电子工程系，业余时间从事科普视频创作，累计上传近 400 段科普视频，视频播放量达数十亿次。

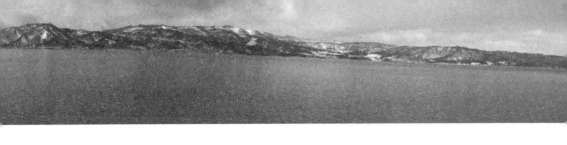

人类与传染病的前世今生

◎李永乐

新冠肺炎疫情在全世界蔓延，感染人数已经达 1 000 多万。其实，从人类文明开始到现在，人类与传染病的斗争就从未停止过。死于传染病的人数超过历史上所有因为战争而死亡的人数。本部分将带领大家了解人类是如何一步步认识传染病的病原体——细菌与病毒，以及人类是如何对抗传染病的。

一、细菌

（一）列文虎克——从看门人到皇家学会会员

要了解细菌的发现过程，我们首先要介绍 17 世纪的一位荷兰人——列文虎克。

安东尼·范·列文虎克，1632 年生于荷兰，幼年时，他的家庭不是很富裕，没有受过正规教育，1648 年到阿姆斯特丹一家布匹店当学徒。后来，列文虎克开了一家布匹店，但生意一直也不太理想，不得已的情况下，他找了一份新工作：在市政厅从事事务工作。

在那个时代，人们已经学会了磨制玻璃镜片，用于矫正近视，或者用来制作显微镜和望远镜。尤其是显微镜，它是许多科学家梦寐以求的工具，通过显微镜，人们可以看到许许多多肉眼看不到的新奇东西。

列文虎克也想要一台显微镜，但是他微薄的工资不足以负担昂贵的显微镜。不过市政厅的工作并不忙碌，有较充裕的时间。于是，他开始自己动手磨制镜片，制作显微镜。他一生中磨制了500多个镜片，制作了400多个显微镜。

列文虎克制作的显微镜结构并不复杂，主要就是一个金属支架加上一个玻璃镜片。把观察的样品扎在镜头前面的针上，眼睛在镜头后面观察，通过调整旋钮调节样品的远近，就可以看清物体了。

列文虎克的显微镜虽然结构简单，但是放大本领却不一般，放大率可达300倍，这是当时世界上最先进的显微镜。自从有了显微镜，列文虎克的生活就一点也不无聊了，他用显微镜去观察所有他能找到的东西。比如，列文虎克找到了一个从不刷牙的老人，取了他的一块牙垢观察，结果发现牙垢里有许许多多动来动去的东西，列文虎克给它起名为"小动物"，这实际上就是牙垢中的微生物——细菌。

列文虎克的发现震惊了当时的社会名流，许多人纷纷向列文虎克求购显微镜，这其中甚至包括英国女王和俄国沙皇。不过，列文虎克对自己的显微镜制作过程守口如瓶，也不愿意轻易与他人分享自己的发现。

幸好，列文虎克有一个好朋友格拉夫，他是英国皇家学会会员，他苦口婆心地劝说列文虎克将自己的发现写信寄给英国皇家学会。他告诉虎克，这是科学发展的需要，大家一起去验证你的结果，科学才能发展，而不是为了偷你的显微镜技术。终于，虎克被格拉夫说动了，他将自己的发现寄给英国皇家学会。在一封信中，他写道：

"……在一粒沙子中，有一百万个'小动物'，而在一滴水中，有 270 万个'小动物'……"

这一简单的论述，是人类历史上第一次对微生物的描述。但是英国皇家学会接到这些信件，也无法判断其是真是假，因为虎克拒绝公开他的显微镜制作方法。英国皇家学会委托一批科学家对虎克的结果进行验证，其中包括以心灵手巧著称的科学家——罗伯特·胡克。

胡克等人经过几个月的研究，认定虎克的发现是真实准确的。于是，决定授予虎克——这个没受过什么正规教育、连英语都不会说的荷兰看门人——英国皇家学会会员称号。

现在科学家们已经知道了：地球上的空气、水、土壤以及各种生物体内都布满了细菌，即便在喜马拉雅山上和马里亚纳海沟底部也能找到细菌的踪影，细菌无处不在。地球上细菌的总数大约有 $5^{1\,030}$ 个，比地球上所有其他生物的细胞总和还要多。在 1kg 的土壤中，大约有 4 000 万个细菌；在 1ml 的水中，也会有 100 万个细菌。

（二）巴斯德的鹅颈瓶实验

自然界的细菌有的对人类有益，有的却会引起严重的疾病，甚至致人死亡。那么，数量庞大的细菌是从哪里来的呢？最初，人们认为细菌是无中生有的。比如把肉汤放置一段时间,肉汤就会变浑浊,里面布满了细菌,所以细菌是从肉汤中产生的。不过这种说法在 1864 年被法国著名科学家巴斯德的实验推翻了。

巴斯德把一些肉汤装进瓶子里,并把玻璃瓶的瓶口弄得非常弯曲,像鹅的脖子一样,起名鹅颈瓶。然后让装有肉汤的鹅颈瓶在火上加热,杀灭肉汤中的细菌。随后,巴斯德把肉汤静置在房间中,放了整整一年的时间。一年后,当巴斯德再次观察瓶子时,瓶子中的肉汤依然清澈透明,这就表示肉汤并没有产生细菌。

巴斯德解释说:这是因为弯曲的瓶口阻碍了空气的流动。空气中的细菌飘到瓶口之后,无法上升进入肉汤之中。既然空气中的细菌进不去,就没办法在肉汤中繁殖,所以肉汤依然是清澈透明的。

作为对比,巴斯德将瓶口的鹅颈去掉,重新做了这个实验,仅仅过了一天,汤就变得浑浊了。这说明空气中的细菌落入了肉汤,并在肉汤里大量繁殖。

巴斯德鹅颈瓶实验一下子让他名扬天下,人类终于承认了细菌并不是无中生有的:必须有菌源,才会有大量的细菌繁殖。而菌源存在于我们生活环境的各个角落里。这个瓶子至今仍然摆放在法国的巴斯德博物馆里。

当然,作为微生物学之父,巴斯德的贡献可不仅限于此。他发明了狂犬病疫苗和炭疽疫苗,还发明了巴氏杀菌法——一种能够杀死大部分病菌却不会破坏营养成分的方法,现在广泛用于为牛奶、啤酒等饮品灭菌。

（三）细菌的作用

细菌对自然界的意义非同小可，比如有一种细菌叫腐生细菌，它们从已经死亡的动植物尸体中获取有机物的细菌。这一类细菌能够把动植物尸体中的有机物分解为无机盐，同时获得自身生命活动所需要的能量。动植物每天都在死去，它们的尸体都是由腐生细菌处理，再让无机物重新进入生物循环。我们一般把植物叫作生产者——利用无机物制造有机物，把动物叫作消费者——摄取有机物，把细菌叫作分解者——把有机物分解成无机物。假如没有细菌，我们的世界将遍地都是动植物的尸体。

还有一些细菌叫共生细菌，它们与动植物相互依存，动植物为细菌提供养分，细菌也同时帮动植物的忙。例如，根瘤菌通常与豆科植物共生，它可以固定大气中的氮，为植物提供所需要的养料。

再比如，人体内有许许多多的共生细菌，这些细菌彼此制衡，共同为人类的生活服务，大部分细菌对人体是有益的。例如，大肠杆菌生活在肠道内，可以为人类制造维生素。如果人体缺乏某种细菌，或者某种细菌太多了，就会造成菌群紊乱，人就会生病。

我们曾经认为人体是一台精密的机器，由呼吸、消化、泌尿、生殖、神经、免疫等系统组成，体内有各种各样的酶调节身体的平衡。然而，最近科学家们才发现，人体更像一个生态系统，是无数细菌的家园。

（四）细菌的繁殖

既然细菌这么有用，我们为什么还要防菌杀菌呢？

这是因为细菌的繁殖速度太快了，而且总有一些细菌对人体是有害的。科学家们发现，细菌的繁殖方法叫分裂生殖，即 1 个变 2 个，2 个变 4 个，4 个变 8 个……

在营养充足、温度合适的情况下，细菌的分裂周期大约为 20 ～ 30 分钟。每天有 24 小时，一只细菌理论上可以分裂 48 次以上，变为 $2^{48}=3 \times 10^{14}$ 个，大量的细菌集合在一起，就构成了肉眼可见的菌落。

所以，如果我们早上洗手，洗掉了 99% 的细菌，到了晚上细菌又会布满我们的手；如果我们早上刷牙，刷掉了 99% 的细菌，到了晚上牙齿上又会布满细菌。正是因为细菌的繁殖速度非常快，所以我们才需要经常洗手、经常刷牙。

有些细菌具有独特的生存本领：当环境不合适时，它的细胞壁会变厚，细胞整体变小，变成芽孢。芽孢是一种休眠状态的细菌，具有很强的环境适应能力，可以抵御极寒、高温、辐射等环境，等到环境合适时，芽孢又可以变回细菌，进行繁殖活动。 有一个很著名的例子：月球探测器勘测者 3 号在 1967 年被发射到月球上，1969 年被阿波罗 12 号带回地球。研究人员发现，在探测车的摄像机上，依然可以培养出细菌。这说明有一些细菌在月球那种昼夜温差极大、真空、强辐射的环境下，顽强生存了两年半。这让许多人相信，地球上的生命也许是由从其他星球带来的细菌产生的，同时也提醒人类在登陆其他星球时要采取更严格的无菌计划，以避免污染其他星球的生物。

二、病毒

（一）病毒的发现

说完了细菌，我们再来聊聊比细菌更难对付的一种病原体——病毒。

哥伦布发现新大陆后，看到美洲的土著居民有抽烟的习惯，就把烟草带回欧洲种植。很快，人们发现烟草会感染一种疾病——烟草花叶病，感染后烟草的叶子会变皱。

1883 年，德国科学家迈尔首先对这种疾病进行了研究：他把患病叶片的汁液涂抹在健康的烟草叶上，发现健康的烟草叶也会患病。迈尔怀疑这是由细菌引起的，但是在显微镜下却无法找到这种细菌。1892 年，俄国科学家伊万诺夫斯基改进了这个实验：他将患病叶子的汁液经过一种特殊的过滤器——尚柏朗过滤器进行过滤，这种过滤器可以过滤掉液体中的细菌，然后把过滤后的汁液涂抹在健康的烟草叶子上，结果发现烟草叶子依然患病。伊万诺夫斯基认为，烟草花叶病的病原体是一种比细菌还小的物质，这种物质应该是微小的、不可见的细菌，或者是细菌的分泌物，于是把它命名为滤过性病毒。

后来人们才认识到，这种滤过性病毒并不是小细菌，也不是细菌的分泌物，它要比细菌小得多，用光学显微镜没办法看到。直到 20 世纪初人们发明了电子显微镜，才能一窥病毒的庐山真面目。1935 年，美国科学家斯坦利成功地分析出烟草花叶病毒由蛋白质和遗传物质 RNA 组成。同时他还通过一些方法将病毒结晶，人类第一次在电子显微镜下看到了病毒的真面目。斯坦利也因此获得了1946年的诺贝尔化学奖。

到了20世纪下叶，各种病毒陆续被人们发现。人们发现病毒是一种非常特殊的物质：生命都是由细胞构成的，但是病毒只有蛋白质外壳和内部的遗传物质，没有细胞结构。而且，在细胞外，病毒完全没有任何生命活动，如同粉尘和空气一般，从这一点上看，病毒不应该算生命。可是病毒含有遗传物质，一旦进入细胞就可以利用宿主的有机物进行自我复制繁衍，这样看来，病毒又好像是活的。人们至今也没有弄清楚病毒究竟应不应该算作生命，我们把病毒叫作生命的边缘。

（二）病毒的结构

我们知道，人类的遗传依靠脱氧核糖核酸（DNA），如果把细胞比喻成一个工厂，DNA就是厂长，负责制订生产计划。但是厂长不会直接到车间里指导工人生产，而是会把自己的指令传递给车间主任——核糖核酸（RNA）手里，再由车间主任到车间里指导工人——核糖体生产所需的蛋白质，这个过程叫作转录和翻译。所以，DNA和RNA上其实都携带了遗传信息。病毒的种类繁多，遗传物质也分为DNA和RNA两种，分别叫作DNA病毒和RNA病毒。

在病毒的遗传物质外面，还包有一层蛋白质外壳。不同种类的病毒样子差别巨大，例如，烟草花叶病毒的蛋白质外壳呈杆状，腺病毒的蛋白质外壳呈正二十面体形状，并长有刺突。而专门寄生细菌的噬菌体则长得更加奇怪：正二十面体的头部外壳、柱状的管道，和几只可以抓住细菌的脚。在病毒家族中，噬菌体的数量占绝大多数，这说明细菌是病毒的主要宿主，海洋中每天有 40% 的细菌是被噬菌体杀死的。

新冠肺炎病毒是一种冠状病毒，它的遗传物质是单链 RNA，一般认为这种病毒的变异能力比双链病毒更强。除了遗传物质和蛋白质外壳外，冠状病毒还有一层薄膜，用以保护病毒内部结构。在薄膜上还有许多个突起——刺突，它将会在病毒感染的过程中起到重要作用。也因为它长得像国王的王冠，所以被命名为冠状病毒。

（三）病毒的感染过程

病毒感染细胞的过程非常复杂而神奇，不同种类的病毒感染方式也不一样。我们以腺病毒为例，简要介绍一下病毒的感染过程。你会发现，在数十亿年时间里，病毒练就了一种神奇的欺骗和伪装本领。

当一个腺病毒进入动物体内时，首先遇到的防御是动物体内的抗体蛋白，这些蛋白可能会包围住病毒颗粒，使其无法进入细胞，并最终被免疫细胞吞噬。这个过程宛如战争中伞兵降落和地面防御战一般激烈。如果全数病毒被歼灭，则战斗以寄主的胜利告终。假如寄主之前没有遇到过这种病毒，特异性的抗体数量不足，就会有一些病毒落到细胞表面，战斗进入第二环节。

在抗体的火力下，残余的病毒会降落到细胞表面。细胞表面覆盖了一层膜——细胞膜。这层膜允许水和氧气这样的小分子通过，但会对蛋白质之类的大分子进行选择：只有那些符合需要的大分子才能通过。细胞膜表面有一些特殊的蛋白质受体，就好像一个一个的锁，只有打开这些锁才能进入细胞膜。狡猾的病毒恰好具有了这把锁的钥匙——刺突。它能够与细胞膜表面的某些蛋白质受体结合，让细胞误以为病毒是自己需要的物质，从而打开细胞膜，允许病毒进入。

进入细胞膜后，一层细胞膜会包围在病毒外，形成一个囊泡，囊泡会带着病毒颗粒运动，并遇到细胞中的另外一种囊泡结构——溶酶体。溶酶体的作用是分泌出酸性物质，分解不需要的蛋白质，变成小分子供细胞使用。显然，病毒是细胞所不需要的，溶酶体试图将其分解。可是这正中了病毒的诡计：一部分外壳和刺突被脱掉，病毒内部释放出一种特殊蛋白质，它可以黏附在囊泡内壁，将囊泡撕裂。病毒终于真正意义地进入了细胞。

多数病毒的命运就到此结束了，因为自身没有动力，它们会在细胞里无助地游荡。然而，在亿万年的进化中，病毒发展出了一种利用细胞内部运输工具的能力。在细胞里存在一种马达蛋白，它们就像一群搬运工一样可以把细胞内的各种物质沿着细胞纤维进行搬运。病毒会欺骗马达蛋白，让它以为自己就是细胞需要的营养物质，从而让马达蛋白带着自己一步步向细胞核挺进。

终于，历经数次劫难，少部分病毒终于来到了细胞的司令部——细胞核。细胞核的核孔周围又带有触角，这些触角会把有用的蛋白质拉进细胞核。刚好，病毒身上有伪造的通行证，它会让触角拉住自己。在触角和马达蛋白的撕扯下，病毒外壳最终破碎，里面的遗传物质——腺病毒的 DNA 释放出来，并经由核孔进入细胞核。

病毒终于完成了自己的使命，纵然成千上万的兄弟被免疫系统消灭，但只要有一个病毒进入细胞核，就能控制整个细胞。它会将自己的 DNA 连接到寄主 DNA 上，就像一个间谍潜伏进了敌方的司令部。从此之后，作战指令就是由寄主 DNA 和病毒共同制定的了。病毒 DNA 会指导细胞合成自身的 DNA 和蛋白质，从而实现繁殖。

在这个过程中，腺病毒一次次欺骗细胞：欺骗细胞膜表面的受体，进入细胞；欺骗溶酶体，从囊泡中跑出；欺骗马达蛋白，来到细胞核；欺骗细胞核孔附近的触角，进入细胞核；欺骗整个细胞，制造自己的 DNA 和蛋白质。不过，不同的病毒感染方式差别很大，比如冠状病毒是 RNA 病毒，它不需要进入细胞核，在细胞质中就可以合成自身实现繁殖。

病毒 DNA 连接到寄主 DNA 后，不一定会立刻开始复制自己。有时候它会潜伏下来，在很长一段时间内随着寄主细胞的分裂实现自身的繁殖。潜伏时间可长可短，比如 HIV 病毒，它逆转录出的 DNA 可以在人体细胞中潜伏长达十年之久。十年后，当病毒开始暴发时，就谁也无法与之抗衡了。

有趣的是，有些病毒在细胞内潜伏时间太长了，它的启动因子可能被寄主自身的修复机制修复，使它无法暴发。就像一个间谍在敌方司令部待得时间太久，忘记了自己本来的使命一样。如果这些病毒感染了人体的生殖细胞，就会实现病毒遗传。科学家们认为，人体内 DNA 的 8% 是在进化过程中由各种潜伏在人体细胞中的病毒遗留下来的。

（四）冠状病毒

到目前为止，人类已经发现了 7 种可以感染人的冠状病毒。这 7 种病毒中有 4 种只会引起轻微感冒，还有 3 种可以引起致命疾病，这 3 种分别是 2002 年底在中国暴发的 SARS 病毒、2012 年底在沙特阿拉伯暴发的 MERS 病毒和目前的新型冠状病毒，它们都是单链 RNA 病毒，容易发生变异。

从传染性和致病性上看，这 3 种病毒又有所不同。SARS 病毒造成全球 8 000 多人感染，770 多人死亡，病死率约 10%。MERS 病毒造成全球 1 200 多人感染，450 多人死亡，病死率超过 40%。我们知道，烈性鼠疫病毒，在经过良好治疗的情况下，病死率也不到 10%，这两种病毒的致死性比鼠疫更甚。

对病毒本身来讲，高致死率并不是一个最好的选择，病毒的本意是为了复制和传播自己，而不是为了让宿主死亡。致死率太高会造成感染宿主迅速消失，不利于病毒的传播，在自然选择中这样的病毒都会被淘汰。我们有理由怀疑，这两种病毒原本并不在人类身上，而是潜伏在动物身上。

例如 SARS 病毒，一般认为是蝙蝠身上携带的，它在蝙蝠身上并没有如此之高的致死率，而且蝙蝠与人相距甚远，病毒不会轻易传染给人。但是，由于近年来人类违背了自然规律，破坏了野生动物的生活环境，或者接触、食用野生动物，从而使这种动物病毒传染给人类——SARS 病毒就是从蝙蝠传染给果子狸，又从果子狸传染给人的。

（五）病毒是如何致人死亡的

当病毒感染了人体细胞之后，细胞会启动自毁机制：将病毒的一部分碎片送到细胞膜表面，号召免疫细胞来消灭自己，以阻止病毒的蔓延。一个微弱的免疫反应并不会引起人体的不适，我们每天都在吸入大量的病毒，也有成千上万的免疫细胞帮我们消灭病毒，这一切都是在我们不知道的情况下完成的。

严重的免疫反应就是发炎。发炎时，我们身体的某些部位会变得红肿，这是因为该处的血液流速增加，血管膨胀（红），血管壁变得更通透，从而让更多的免疫细胞和水分从血管中流到组织液里（肿），这有助于杀灭病毒和冲淡病毒。

如果发炎太严重，对人体有害甚至致命，这就称为细胞因子风暴。细胞因子是由免疫细胞分泌的，用来促进免疫细胞产生和动员免疫细胞战斗力的蛋白质，如果免疫反应发现自身无法清除某种病毒，就会产生大量的细胞因子，动员出巨量强毒性的白细胞，宏观表现为严重地发炎。

如果肺部引起细胞因子风暴，大量体液充斥肺部，会造成呼吸困难，甚至窒息死亡。大量血液透过血管壁流入体液，会造成出血和缺血性休克。有些白细胞会对组织细胞进行无差别攻击，造成大量正常细胞死亡，器官衰竭。冠状病毒致人死亡的直接原因正是如此——人体自身强烈的免疫反应攻击肺部。人体没有免疫反应是不行的——病毒会轻易地破坏所有细胞，免疫反应太强也是不行的，会引起严重发炎甚至死亡。所以，平衡的免疫力才是最好的免疫力。

三、免疫

人类与细菌和病毒的斗争已经持续了成千上万年，可是医学，尤其是现代医学，只是在最近的一两百年才有飞速的发展。为什么人类没有被细菌和病毒消灭呢？这是因为，人体和其他动物一样，有一套针对细菌和病毒的防御机制——免疫系统。

（一）免疫系统

人体针对细菌和病毒有许多道防线，比如皮肤就是我们最有力的防毒面具，多数细菌和病毒都没办法突破皮肤，只能黏附在皮肤上。我们只要勤洗手，不用手摸脸，就能有效降低被感染的风险。如果病毒突破了第一道防线，进入人体内，我们也有一套成熟的机制去对付它们。

例如，病毒要进入人体细胞才能繁殖，所以病毒表面通常都有打开细胞膜的钥匙——刺突，它会和细胞膜表面的受体结合，欺骗细胞。可是，我们身体内的效应 B 细胞也会分泌出许多种类的蛋白质——抗体，抗体就好像一群纠察队，不停地在我们体内巡逻，寻找那些不属于我们自身的物质。一旦抗体发现了这些病毒，抗体就会黏附在病毒的刺突上，让病毒失去感染力。然后，巨噬细胞又会将病毒和抗体一起吞掉分解，从而消灭它们，防止人体被感染。

不过，假如人体针对这种病毒的抗体不足，就会造成漏网之鱼进入细胞膜，感染细胞。此时，细胞会启动自毁装置：将病毒的一部分送到细胞膜表面，向免疫系统报告自己已经被感染。免疫系统就会派出细胞毒性 T 细胞，将被感染的细胞杀死，阻断病毒的传染。这个过程又是由辅助 T 细胞进行规划统筹的。

在这个过程中，记忆细胞会记住病毒的特征，当病毒再次来袭时，可以命令免疫系统产生大量有针对性的抗体，让同样的病毒不能第二次感染人，这时，我们就说这个人具有了免疫力。

正是因为人体有这样一套几乎完美的免疫系统，人才没有在成千上万年的时间里被细菌和病毒消灭。但是，免疫的时间长短跟病毒种类关系很大，比如麻疹病毒、天花病毒，感染并且康复之后，这个人终生都会具有免疫力。而流感病毒，人的一生中会感染无数次，这是因为它的变异性很强，去年的流感病毒和今年的流感病毒相差很大，我们的免疫系统不再认识它们。

免疫系统最大的漏洞在于：当一种全新的病毒出现在我们面前时，我们体内没有针对它的抗体，免疫反应会十分剧烈，造成细胞因子风暴，但是对细菌和病毒的控制力却很有限，必须要等到几天之后，身体产生了特异性的抗体，病毒才能慢慢被压制。如果人无法扛过这段时间，就会死亡。像天花、埃博拉这样的致死率极高的传染病，试图通过感染—康复来获得免疫力，会付出巨大的代价。人们希望研发出一种药，能够直接消灭人体内的细菌和病毒，或者让人体在遇到病毒之前，就具有对某种病毒的免疫力。

（二）天花疫苗

100 年前，在对抗细菌的战斗中，人类找到了一种克敌制胜的法宝——抗生素。1928 年，亚历山大·弗莱明发现了青霉素。它是一种从青霉菌中提取的，可以抑制细菌的物质。后来，链霉素、庆大霉素、头孢等抗生素相继出现，以前的不治之症，如鼠疫、肺结核等，被新式的药物一一击溃，我们现在已经不再那么惧怕这些因细菌感染造成的疾病了。

然而，病毒没有细胞结构，所有的抗生素对于病毒都是无效的。人类试图找到一种像抗生素对付细菌那样的广谱抗病毒药物，但是至今仍然没有成功。不过，针对病毒人们也找到了一种克敌制胜的方法，那就是疫苗。

要介绍疫苗的历史，我们不妨就从一种曾让人谈虎色变的传染病——天花说起。

公元前 1145 年，古埃及法老拉美西斯五世死于天花，这是人们能找到的最早的天花病例。几千年来，天花一直困扰着人类，不仅是因为它传染能力强、死亡率高，还因为人一旦感染天花，即便康复，身上也会留下难看的疤痕。直到清朝，天花依然在世界上横行，清朝皇帝经常举行狩猎、避暑活动，许多时候是为了躲避京城中肆虐的天花。

中国古人很早就发现，感染过天花的人，就会具有免疫力，不会二次感染，于是，中国古人发明了一种免疫方法——人痘。把天花病人的结痂让健康的人吸入，或者让健康的人穿上天花病人的衣服，一小部分天花病毒进入人体，就会激起人体的免疫反应，痊愈后就会获得免疫力。这其实就是疫苗的原理。可是，这种方法相当危险，许多人因此感染天花而亡。

直到 1796 年，英国有一名叫爱德华·詹纳的医生，他在乡间行医的时候，发现许多给牛挤奶的工人会从牛身上感染一种类似天花的疾病，但是这种疾病并不致命。痊愈之后，这些挤奶工就不会再感染天花了。詹纳想，也许牛痘和人痘之间有一定的联系，如果我让人主动感染牛痘，是不是就可以具有针对人痘的免疫力了呢？

詹纳找了一个小男孩，在其胳膊上划了一个口子，让他感染了牛痘。小男孩几星期后康复了。紧接着，詹纳做了一个大胆的实验：给小男孩接种人痘，结果小男孩完全没有被感染。这是人类历史上真正意义上的第一次疫苗接种。

随着科技的进步，天花疫苗变得越来越安全可靠。在世界卫生组织和各国政府的共同努力下，1978 年，世界卫生组织宣布：人类已经消灭了天花。现在，多数国家都不再给新生儿接种天花疫苗，世界上仅存的天花病毒保存在美国和俄罗斯的四级生物实验室中，而且每年都有人建议彻底消灭它们。

是的，人类已经消灭了天花，可是也只消灭了这一种。

疫苗大体可以分为灭活疫苗和减毒疫苗。灭活疫苗是通过某种特定方式，如高温、紫外线或其他方式，使之丧失复制能力，再将这种"死"病毒或者病毒碎片打入人体，激活人体的免疫反应。一般而言，灭活疫苗安全性较高，不会出现因为注射疫苗而发生感染。减毒疫苗则是通过基因工程的方法，把"活"病毒的毒性减弱之后感染人体，让人体受到较小伤害的同时获得较强的免疫能力。减毒疫苗的免疫性好，价格较为便宜，在有些病毒的防御上应用广泛。

2019 年底，美国食品药品监督管理局（FDA）批准了默沙东公司研发的埃博拉减毒疫苗上市销售。这种疫苗就是一种减毒疫苗，它将埃博拉的一段基因连接在一种主要感染动物的病毒——水泡性口炎病毒基因上，注射入人体后让人体产生对埃博拉病毒的免疫能力，人类终于看到了战胜埃博拉病毒的曙光。

说到减毒疫苗，我们不得不谈谈我们小时候每个人都吃过的减毒疫苗——脊髓灰质炎疫苗（糖丸）。

脊髓灰质炎疫苗就是一种减毒疫苗，活病毒进入人体后会感染人体的小肠，从而让人体产生对脊髓灰质炎病毒的免疫力。中国多年来一直把普及脊髓灰质炎疫苗、消灭脊髓灰质炎病毒作为防疫工作的重点，这是因为在 20 世纪五六十年代的时候，中国曾经暴发过大规模的脊髓灰质炎疫情，从江苏南通开始，蔓延到许多城市，每年因为脊髓灰质炎致死或者致残的人在 5 万左右，而且主要是 5 岁以下的儿童。

面对疫情，中国年轻的科学家顾方舟临危受命，从留学苏联的导师那里拿回了脊髓灰质炎减毒疫苗，在 1959 年到 1962 年这样艰苦的日子里，他用两年的时间就研制出了中国自己的脊髓灰质炎疫苗。

疫苗研发出来之后，顾方舟及其他研究者拿自己做了第一批人体实验。为了检验疫苗对孩子的安全性，顾方舟背着妻子给自己年仅一岁的儿子喂了疫苗。终于，疫苗的安全性得到了验证，并在全国进行了大面积推广。

经过几十年的努力，2000 年世界卫生组织宣布：中国已经消灭了脊髓灰质炎，成为没有小儿麻痹的国家。

即便我们不考虑人口增长和疾病大规模暴发的可能，按照每年 5 万人的伤残率，60 年来顾方舟也挽救了 300 万个孩子，以及他们背后的数百万家庭。2019 年 1 月 2 日，顾方舟先生去世了。

当然，没有顾方舟，也许会有张方舟、李方舟……。在国难面前，中国从来不缺把个人名利甚至生死置之度外的英雄们，他们才是中华民族的脊梁。

（三）流行病简化模型

可是，疫苗从研发到上市，通常需要数年的时间。有些病毒，如艾滋病病毒，历经 40 年的研发，疫苗依然不见踪影。这次在全世界蔓延的新型冠状病毒也是一种全新的病毒，有许多人认为，在大流行的这段时间里无法研究出有效的疫苗。2020 年 3 月 12 日，英国召开紧急内阁会议，英国首相约翰逊说：英国不会采取停课、取消大型集会等方法来应对病毒，但每一个英国人都要做好失去亲人的准备。英国首席科学家帕特里克也说：也许新冠肺炎疫情会感染英国 60% 的人口，才能让英国人获得群体免疫。那么，群体免疫究竟是什么？英国的这种措施能奏效吗？

在流行病学中，有各种各样的数学模型来解释病毒的传播。为了让大家理解群体免疫，我们首先来讲讲最简单的病毒传播模型。这涉及基本传染数 R_0 和世代间隔两个概念。

1. 基本传染数 R_0

为了衡量病毒的传染力，流行病学家设计了基本传染数 R_0 的概念。它是指如果不对传染病做任何控制，每个感染者平均会将病毒传染给几个人。例如，$R_0=0.5$，就表示每个感染者平均会传染 0.5 个人，这 0.5 个人又会把病毒传染给 0.25 个人……；$R_0=2$ 就表示每个感染者平均会传染 2 个人，这 2 个人又会传染给 4 个人……。基本传染数是病毒传播的关键要素，划分为三个档次：

若 $R_0<1$，病毒会逐渐消失。这是因为每次发生感染时，下一代的感染者人数都比上一代少，于是病毒最终会消失，不会成为流行病。

若 $R_0=1$，病毒会成为地方流行病。这是因为下一代的感染者和上一代的人数几乎一样多，随着患者的痊愈和病毒的继续传播，感染者人数既不会变多也不会变少。例如，水痘就是英国的地方性流行病。

若 $R_0>1$，病毒会成为流行病。这是因为每个感染者都会把病毒传染给更多的人，造成感染者越来越多。从理论上讲，这样的病毒或早或晚，一定会感染全世界的每一个人。

除了少数传染病会转化成慢性病以外，多数感染者只有两种可能：死亡或者痊愈。如果患者痊愈，免疫系统会记住这种病毒，下次病毒再来的时候，免疫系统就会立刻行动起来消灭病毒，这时候我们就说这个人已经对病毒免疫了。

显然，基本传染数越大，病毒的传染能力越强。截至目前，最厉害的传染病是麻疹，它的基本传染数在 12 到 18 之间，白喉在 6 到 7 之间。新型冠状病毒是一种新型病毒，科学家们估计它的基本传染数在 3 左右。

2. 世代间隔

除了用基本传染数衡量病毒的感染能力外，我们还需要用世代间隔来衡量病毒传播的速度。例如，一个病毒的 $R_0=3$，那么上一代的感染者是花了 1 天、1 个月还是 1 年传染给下一代的 3 个感染者？这显然是有所不同的。世代间隔越小，病毒传播就越快。

我们以新型冠状病毒为例（见图 1）：从患者被感染，到出现咳嗽发热等症状，这段时间称为潜伏期。潜伏期有长有短，最短 3 天，最长 20 多天，有专家指出平均潜伏期在 8 天左右。在潜伏期内，虽然患者没有症状，但是依然具有感染力，可以感染下一代患者。

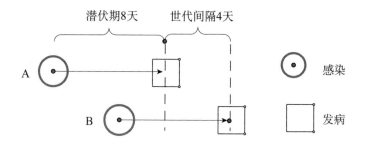

图 1　新型冠状病毒世代间隔的传染速度

如果有一个患者 A，他在感染期内感染了患者 B，那么 A 和 B 就会相继发病。我们把两代患者发病的平均时间间隔叫作世代间隔，它就代表了上一代感染者传染给下一代感染者所花费的时间。有专家研究指出，新型冠状病毒的世代间隔在 4 天左右。

3. 病毒多久会征服整个欧洲

无论是基本传染数 R_0 还是世代间隔，都是在完全不对病毒进行控制的条件下估计出来的。如果采用我们中国这样严厉的隔离检测措施，传染数就会下降，世代间隔也会拉长。不过，在今年年初中国开始全民抗疫的时候，许多国家并没有足够重视这种病毒。例如，按照欧洲官方的宣布，2020 年 1 月 24 日，欧洲出现了第一例新冠肺炎患者，欧洲各国却没有采取足够的措施遏制病毒的蔓延。我们不妨做一个简单的计算，如果不做任何管控，病毒多久会征服整个欧洲呢?

最初只有 1 个感染者, 我们称他为 0 号感染者, 他会传染给 3 个人, 这 3 个人称为第一代感染者, 然后第一代感染者又会把病毒传染给第二代的 9 个人······我们把 n 代感染者都加起来, 就是总感染人数, 计算公式如下:

$$1+3+3^2+3^3+\cdots+3^{n-1}=\frac{3^n-1}{2}$$

欧洲大概有 7.4 亿人, 我们通过计算就能得到病毒会传染的代数, 即 19.2 代, 计算公式如下:

$$\frac{3^n-1}{2}=740\ 000\ 000 \Rightarrow n=19.2$$

每一代需要 4 天的时间, 这样一共需要的时间是 77 天, 计算公式如下:

$$19.2 \times 4 \approx 77$$

从 1 月 24 日开始, 如果不加以控制, 到 4 月 10 日左右, 新型冠状病毒将传染给每一个欧洲人。

面对这种病毒, 英国政府表示: 我们既没有药物, 也没有疫苗, 别无他法。也许我们只能让病毒传染大部分的人, 当这些人痊愈后, 就会获得免疫力, 从而切断病毒的传播, 这就叫群体免疫。

(四) 群体免疫

群体免疫这个概念早在 100 年前就被人提出了。医生们发现,当一个地区里大部分的人都感染过一种病毒后，这种病毒的传播就会被延缓。我们用数学模型来解释一下（见图 2、图 3 ）：

假设有一个基本传染数是 R_0 的病毒在一群人中传播，在某个时刻，已经有 P 的比例的人因为感染过某种疾病而具有了免疫力，其余的人没有感染过这种疾病，不具有免疫力。

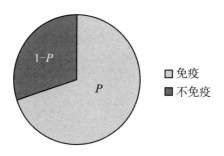

图 2　群体免疫的数学模型 1

此后，病毒只能在那些不具有免疫力的人群中传播，所以 1 个感染者不再能传染 R_0 个人了，而只能传染 R_0（1–P）个人。如果这个数字比 1 还要小，那么传染病最终就会消失，这就叫作群体免疫。

群体免疫的条件是：R_0（1–P）<1

$$R_0(1-P)<1 \Rightarrow P>1-\frac{1}{R_0}$$

可见，基本传染数越高的病毒，就需要越多的人具有免疫力，才能获得群体免疫。对于新型冠状病毒来讲，R_0=3，所以只有当 P>66.7% 时，即 2/3 以上的人群具有免疫力，群体免疫才能生效。在此时，感染者会被免疫者包围隔离，也能同时保护那些未免疫者。

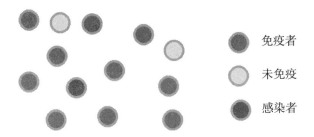

图 3　群体免疫的数学模型 2

不过，英国有 6 600 万人口，按照 66.7% 的感染比例，要达到群体免疫，至少要感染 4 400 万人。中国新冠肺炎的死亡率大约 4%，意大利大约 7%，即便假设英国具有世界上最顶尖的医疗条件，死亡率仅为 1%，也会造成 44 万人死亡。相比来讲，2018 年英国全年死亡人口也只有 63 万，第二次世界大战期间英国军队和平民死亡人数之和也只有 45 万。

（五）麻疹

英国一些科学家说，要消灭新型冠状病毒，只有两种方法：第一，消灭每一个病毒。第二，让多数人感染，实现群体免疫。如果采用严格的措施，比如通过"封城"来控制病毒流行，那么"解封"之后病毒还会扩散，而且以后病毒就会像流感一样每年都来一次。

反对者认为，没有理由认为新型冠状病毒会成为季节性流感，就好像 SARS 病毒在 2003 年之后就销声匿迹了一样。而且，病毒存在变异的可能，如果英国真的付出了沉重的代价，群体免疫了，当病毒变异免疫失灵后，难道我们还要再来一次吗？

那么，历史上究竟有没有一种病毒依靠群体消失呢？我们不妨来谈谈麻疹。

麻疹是一种感染能力非常强的传染病，它以人为唯一寄主。感染麻疹后，一部分人会引发肺炎和脑炎，但大部分人会痊愈，在经过良好治疗的情况下，死亡率为 0.3%。而且麻疹病毒基本不变异，一次感染终身免疫。如此说来，麻疹病毒非常符合英国科学家所说的群体免疫条件。那么，麻疹是否因此而消失了呢？

事实上，从公元 10 世纪开始，麻疹在地球上传播了多年。90%的人都会在 10 岁以前感染麻疹，甚至有人估计 99% 的人都会在一生中感染麻疹，所以有一种说法：麻疹就像死亡和税收一样逃避不了。一直到 1980 年，每年依然有 260 万人因为麻疹而死亡。实际的传染病与模型是有差别的，即便全世界绝大多数人感染了麻疹，具有了免疫力，麻疹依然能找到自己传播的途径。

（六）制胜法宝——疫苗

针对传染病，最有效的方法是疫苗。麻疹就是通过疫苗才被控制住的。1980 年开始，在世界卫生组织和各国政府的共同努力下，麻疹疫苗开始大范围使用。麻疹的基本感染数在 12 ～ 18 之间，如果我们取 R_0=15，那么需要注射疫苗的人比例要达到 93%，具体公式如下：

$$P > 1 - \frac{1}{R_0} = 93\%$$

考虑到疫苗有效性的问题，世界卫生组织认为，疫苗的接种率达到 95% 以上，才能像消灭天花一样逐渐消灭麻疹。

可是，疫苗的推广并非一帆风顺。1998 年，英国医生安德鲁·维克菲尔德在《柳叶刀》杂志上发表了一篇文章，称注射麻疹疫苗会导致儿童发生自闭症，这在世界上引起了轩然大波。从那时起，英国麻疹疫苗接种率一路降低，从95%下降到81%，麻疹感染人数暴增20倍，2006年，一名13岁的小男孩死于麻疹。

后来经过记者的长期调查，发现维克菲尔德与反疫苗诉讼律师存在利益交换，而且在研究过程中人为修改过数据。2010年，维克菲尔德被取消从医资格，他的论文也被《柳叶刀》杂志撤回。

尽管在科学界疫苗的安全性和有效性已经得到公认，但是让所有人接受这一点并不容易，疫苗注射有一定的不良反应率，严重的甚至会引发死亡。一个家长在社交媒体上对疫苗声泪俱下的哭诉，胜过千百位科学家的反复劝说。

许多家长认为，既然大部分人注射了麻疹疫苗，自己就无须注射，可以"搭便车"成为群体免疫的被保护者。如果人人都这么想，那么麻疹就永远不能被消灭。近年来，世界麻疹疫苗接种率在86%上下徘徊，麻疹总是能找到自己传播的土壤。接种疫苗，是每一个免疫系统健全的人的权利和义务。

话说回来，就是政府和各种卫生组织天天宣传的疫苗，依然有人不愿意接种。让大部分感染一种可以致命的病毒从而获得群体免疫，又谈何容易？

疫苗的研发是一个漫长的过程，需要几年甚至十几年的时间。艾滋病疫苗经过40年的研究，依然没有什么进展。然而，它的确是我们对抗病毒最有效的手段。新型冠状病毒在全世界蔓延的今天，全世界的科学家和科研机构都在全力以赴地研究疫苗。

疫苗研究大概分为这样几个步骤：实验室培养和改造毒株、动物实验、人体临床试验、工业生产和应用。以中国为例，中国科技部组织了 8 家研究机构，分 5 条路向新冠肺炎疫苗展开围攻，这 5 条路分别是灭活疫苗、基因重组疫苗、腺病毒载体疫苗、减毒流感疫苗和核酸疫苗。目前，前 4 种疫苗已经进入了动物实验阶段，据 2020 年 3 月 16 日的消息，由陈薇院士领导的疫苗组已经进入了临床试验阶段。我们不妨许个愿，祝新冠肺炎疫苗能在很短的时间内出现，这才是我们的制胜法宝。

有人把这一次的瘟疫大流行比喻成第三次世界大战，认为它会像 100 年前的西班牙大流感一样载入史册。我希望在几十年后，人们翻开教科书，看到的是世界各国人民放下意识形态、宗教信仰、贫富差距的不同，协力对抗病毒的可歌可泣的故事，而不是互相推诿、指责和"甩锅"。毕竟，在这次世界大战中，我们的敌人并不是彼此。

（该视频公开课上线时间为 2020 年 6 月 8 日）

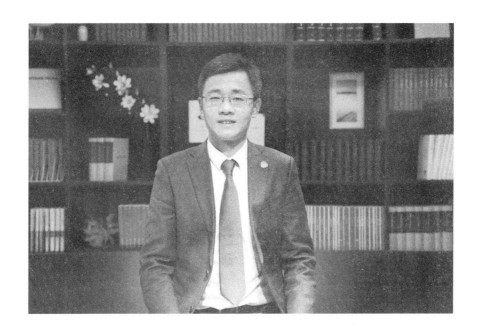

| 梅赐琪 |

清华大学公共管理学院华宇冠名副教授，美国马里兰大学政治学博士；兼任《公共管理评论》副主编及编辑部主任，清华大学写作与沟通教学中心主任，清华大学教学委员会委员。主要研究领域为中央地方关系、干部管理体制、政策创新与政策执行。在国内外重要刊物上发表论文十余篇，讲授"政治学""中国政府与政治""讲好知识的故事"等课程。曾获北京市高校青年教师教学基本功比赛优秀指导教师奖、一等奖，清华大学青年教师教学优秀奖，清华大学教学成果一等奖等奖项。

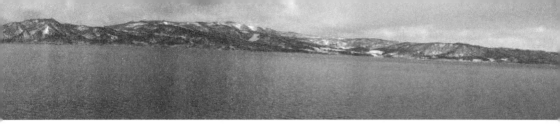

比较公共管理视角的疫情防控

◎梅赐琪

疫情是对全世界所有公共管理者的一次重大挑战。中国的公共管理者应对挑战取得今天的成绩非常不易。

该文将从比较公共管理的视角来分析我们目前取得疫情防控成效的主要原因和重要经验。首先，我们要做一个事实判断：应对疫情，我们做得怎么样？与过去进行对比，与其他受疫情影响的国家进行对比，可以更清晰地帮助我们给出这个问题的答案。其次，我们做对了什么？我们将从三个方面来讨论国家的动员能力这个因素。最后，总结一下经验和教训。习近平总书记说："疫情是对我国治理体系和能力的一次大考，我们一定要总结经验、吸取教训。"未来，我们如何进一步优化动员能力，实现提升国家治理体系和治理能力现代化水平的目标，需要在经验和教训中前行。

一、事实判断：我们做得怎么样

首先，我们来做一个事实判断。从公共管理的角度来说，瘟疫的本质是瞬时需求爆发所产生的资源挤兑现象。常规的公共管理手段不能有效地应对非常规的疫情。

公共管理学者对这类问题早已做出了界定。我们把它称为抗解问题（Wicked Problem）。这个概念是 1973 年加州伯克利大学的利特尔和韦伯两位学者首次提出来的，直译过来是"邪恶的问题"。中国学者很巧妙地把这个概念译成了"抗解问题"。面对抗解问题，我们发现没有任何的良性解决方案。

这样的问题在公共管理领域中还不少，如自然灾害问题、全球变暖问题、垃圾处理问题、毒品滥用问题、卫生系统问题以及这次大规模的新型冠状病毒传染问题。学者们一直试图找到这类问题的共性，但是都非常困难。本部分将从三个角度，结合这次的疫情来总结抗解问题的共同特征。

第一个特征，对于抗解问题来说，我们可能连问题本身是什么以及我们的敌人是谁都不知道。在疫情最开始的时候，一直有一个很大的疑问：我们的专家们究竟知不知道新型冠状病毒是可以人传人的？当时我们的专家说，还不能确认新型冠状病毒会人传人。其实，"不能确认是否人传人"在疫情早期是一个精准的科学表达。确认病毒是否"人传人"本身就需要一个过程。在疫情早期，就连科学家也没有办法直接确认这一点。

对于新型冠状病毒的传播途径，我们可以看到各种野生动物都被当过"嫌疑犯"。2003 年"非典"的时候大家都猜测是果子狸。这次病毒的传播途径刚开始大家猜测是蝙蝠，后来又猜测是穿山甲。我们不应该忘记，我们是在"非典"结束的多年以后才找到蝙蝠这个罪魁祸首的。而这样复杂的寻找传播途径的过程恰恰再次反映了抗解问题的第一个特征。

对于疫情防控来说，信息公开很重要。但是信息公开的前提是准确知道信息。通过以上阐述我们会发现，在与新型冠状病毒这样的抗解问题对抗时，信息公开遇到的挑战是我们可能没有准确的信息可以公开。

比如，当新型冠状病毒在美国暴发以后，美国总统特朗普一直在做这样的判断：新型冠状病毒不是大问题，把它当成一个大号的流感就好。所以，他也一直不知道这个问题的性质有多严重。这几个例子都说明了抗解问题的第一个特征：人们很难知道问题的性质是什么。

抗解问题的第一个特征是我们不知道问题是什么。抗解问题的第二个特征是我们没办法知道问题解决了没有。

比如，我们从以下这张全国疫情新增趋势图（1月22日至4月9日）可以看出，疫情到4月9日已经趋向零增长了（见图1）。如果现在来问这次新冠肺炎疫情的拐点发生在什么时候，我估计绝大多数人可以迅速地给出一个答案：拐点大概是在2月12日和13日那两天。那两天有两个标志性事件：第一个标志性事件是确诊人数突然增加，2月12日一共新增确诊病例15 000多。第二个标志性事件是湖北和武汉换帅。从2月13日以后，全国的确诊人数就进入了下降阶段。

但是在整个2月，很多专家包括钟南山院士，在被问到拐点这个问题的时候都特别谨慎。专家们认为拐点可能会在2月底或者3

月初到来。因而我们在这里发现了抗解问题的第二个特征：对于抗解问题来说，我们没有办法确认是不是真的把这个问题解决了。

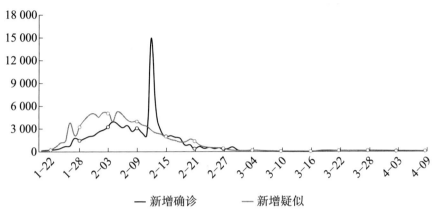

图 1　全国疫情新增趋势图（1 月 22 日至 4 月 9 日）

图片来源：腾讯新闻。

什么叫拐点？比如，当我们爬山的时候，到了一个拐弯的地方时，我们是看不到后面的路的。我们继续往前行走靠的是什么？是我们的信心，而不是我们的观察：路是什么样的要拐过去才会知道。就像我们今天回过头去看 2 月的拐点，那时我们没有人敢说那是一个拐点，因为根本没有办法判断拐点是不是已经来临。

类似的问题也发生在美国。美国疾控中心主任雷德菲尔德在一次记者发布会上说，虽然美国疫情的形势好像进入了平台期，也可能很快就可以解决这个问题，但是到今年秋冬的时候，疫情还是有可能卷土重来的。但是特朗普表示不赞成。他在自己的推特上多次发出信息说，这又是一个假新闻。客观来看，美国疾控中心主任的判断是正常的，因为我们现在根本就不知道明年会发生什么。基于现状来看，认为明年病毒会卷土重来的推测是合理的。对于一个抗解问题来说，我们的确不知道这个问题能不能得到解决。这是抗解问题的第二个特征。

我们再来看一下抗解问题的第三个特征。这个特征也使得抗解问题变得更加棘手。那就是，对于抗解问题每个人都觉得他自己有更好的答案。每次出现瘟疫，都会出现大量所谓的神人、神医、神药和神方法。每个人都觉得他自己有更好的答案，这使得我们推行每一项政策都有可能遇到很多的反对声音。

习近平总书记说这次疫情是对我国治理体系和治理能力的一次大考。从公共管理学的角度来理解，疫情本身所具有的抗解性特征是理解这次大考难度的关键。那么，面对这次大考，我们究竟做得怎么样？我们可以用《金融时报》发布的全球疫情的趋势图（见图2）进行分析。

这张图横轴的起点需要特别解释一下。横轴上我们看到的天数不是日期。它的处理方式是这样的：如果一个国家某一天出现了30个以上的确诊病例，我们就将这天作为第一天；从这一天往后计数，以便观察每一个国家的疫情发展情况。仔细看这张图，我们应该很快可以发现两件事情。

第一，一些国家在疫情应对中表现得相当不错。中国从疫情开始到进入拐点的时间大概是20天。还有一些国家表现得也不错，如韩国、澳大利亚、新西兰等。这些国家在疫情开始的最初也采取了坚决果断的措施，它们的拐点来得比较早，目前疫情也进入了下降阶段。

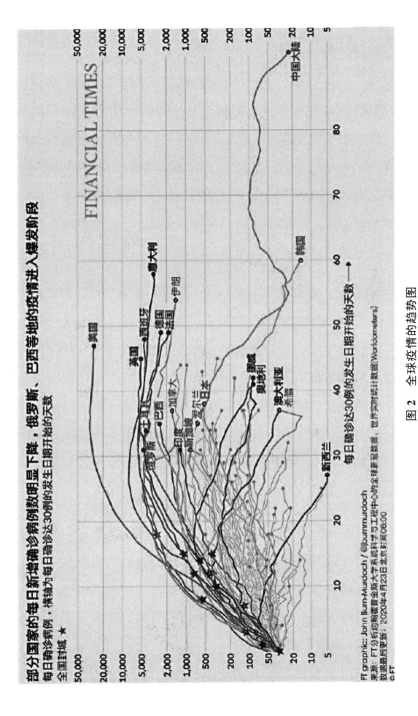

图 2　全球疫情的趋势图

图片来源：FT中文网微博，2020-04-24。

第二，中国为世界抗疫赢得了时间，中国的防控经验也为其他国家和地区提供了重要的参考。通过图 2 我们可以得出一个总体的判断：面对这次疫情大考，中国的表现是出色的。

我们将结合 4 个具体的公共卫生危机的案例比较来评价我国的表现。这四个案例分别是 2003 年中国应对"非典"疫情、2009年美国应对"甲流"疫情、这次中国应对新冠肺炎疫情和这次美国应对新冠肺炎疫情。图 3 是笔者整理的四次疫情的发展和政府应对措施的时间轴。图的最左边是从 0 到 500，指的是疫情发展的天数。起点为四次疫情中第一个病例发病的那一天，以下是每隔 5天做一个标记。

图中每一次疫情的时间线都包括了从前到后的 3 个或者 4 个阶段。笔者分别称它们为疾病、信息、公共政策辩论和疫情防控。第一个过程是病例本身发病的过程。第二个是信息，即疫情的信息被公众知晓的过程。第三个是当信息进入公众领域以后，会有很多人来进行政策辩论。这个过程实际上是一个不同的利益群体互相争辩的过程。第四个是疫情防控，每个国家面对疫情总要采取措施去解决。

首先我们来分析 2003 年的"非典"。最初"非典"病例是在广东的河源发病，医生一开始的时候也不知道这是什么病。在治疗过程中，医生才逐渐意识到这个病毒不简单，因此疾病的信息很快就被上报到卫生部。这个信息公开了以后，进行了一段时间的公共政策辩论，4 月，我国打响了一场面对"非典"疫情的战争。从图 3可以看到，从 4 月到最后世界卫生组织对北京进行"双解除"，不

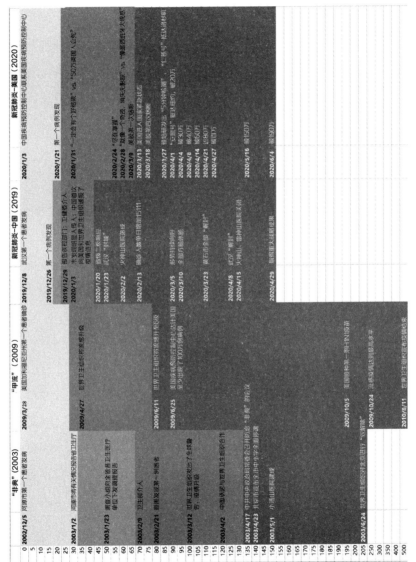

图 3 公共卫生危机案例比较

到两个月的时间。到 5 月底，经过全国人民的共同努力，"非典"疫情得到了很好的控制。这体现出了中国集中力量办大事的优势。

其次我们来对比一下 2009 年美国应对"甲流"疫情。从图 3 可以看出，"甲流"疫情也有自己的发生过程，当美国疾控中心发现"甲流"疫情后，就迅速向公众公开。但因美国体制的缘故，疫情进入公共政策辩论领域后，有一个漫长的辩论过程。这个过程涉及很多方面。美国疾控中心在整个过程中一直坚称"甲流"就是一场流感，无须过多担心；美国总统也一直观望；社会上有很多不满的声音；世界卫生组织则非常不满意，还发出了当时最高级别的传染病警告，但是美国疾控中心仍然无动于衷。"甲流"出现很长时间后美国才开始真正采取有效的措施。从 2009 年美国应对"甲流"疫情的案例中我们会发现美国的防控体制特色：公共政策辩论时间长，效率跟我们相比有一些不足。以"甲流"疫情为例，从第一个案例发病到美国疾控中心宣布疫情结束，整整花了 500 天的时间。

再次我们对这次的新冠肺炎疫情防控进行分析。这次新冠肺炎疫情的第一个感染者是在 12 月 29 日正式公布的。当时我们的疾控专家已经到湖北了，在这个阶段，我们的信息公开和 2003 年的"非典"相比，进步了很多。在 1 月 20 日之前，我们也进行了很多的政策辩论，1 月 20 日的时候钟南山院士对此前有争议的"人传人"问题明确表态，认为应该有"人传人现象"。此后，我们就采取了果断的措施。我们的效率是非常高的。从武汉的"封城"到后面火神山、雷神山医院的落成，包括 16 座方舱医院的建设速度和效率都很惊人。从 1 月 23 日武汉"封城"到 2 月 12 日确诊病例出现第一次明显的高峰，大概只有 20 多天的时间，从那时开始，进入了缓慢的下降阶段。4 月 8 日武汉 "解封"。

观察美国我们可以看出，整个 2 月，美国不同党派、不同利益集团、不同利益群体之间一直在进行争论，而争论的焦点就是：这是一次大型的流感还是一次史无前例的疫情。这样的状况，一直持续到 3 月 13 日。3 月 13 日以后美国才真正进入防控的阶段。这一个多月，是美国 "浪费" 掉的一个多月。到 4 月 22 日，美国的疫情还处于上升阶段。

通过与世界主要国家进行横向对比，也通过具体的案例进行横纵向比较，我们可以看出中国的表现是相当优异的。

二、原因分析：我们做对了什么

除了确诊病例的减少之外，疫情防控形势的持续向好在我们的日常生活中有两个突出的表现。第一个表现是卫生资源挤兑的情况得到了根本的解决。方舱医院开通以后，我们很快出现了 "床等人" 现象，这就说明我国医疗资源出现了富余。第二个表现是开始复工复产，很多人的生活开始回归正轨。

但国际上的一些人士总是难以相信我们能做得这么好。比如在4 月 19 日的白宫记者招待会上，白宫新型冠状病毒工作小组的应对协调员黛博拉·伯克斯女士在介绍美国疫情防控的时候突然话锋一转说："中国（每十万人中）的死亡人数只有 0.33，这可能吗？你们相信吗？"伯克斯女士的逻辑是："你们看一看，在意大利、比利时、瑞士这些医疗条件这么好的国家，病人的死亡率都远远高于中国。中国怎么可能做得到？"

国际上的这些人士对我国的公共管理体系还欠缺了解。在疫情这样的抗解问题面前，最考验一个国家的动员能力，而恰好中国是一个动员能力特别强大的国家。这个动员能力主要体现在以下三个方面：

首先，中国有特别强大的以自上而下的人事权力为基础的干部动员能力。干部管理体制是中国公共管理体制最重要的特色之一。我们依靠自上而下的人事权力，把各级干部动员起来，解决了很多棘手的问题。在这次疫情中，武汉"封城"，这在人类历史上从未有过。一个有1 000多万人口的城市"只让进不让出"，市民的生活还井井有条，这是一个奇迹。

毛泽东曾在抗日战争年代就说过："政治路线确定之后，干部就是决定的因素。"在中国，我们很多时候解决政策问题，是靠抓住干部管理这一条主线。而问责作为一个强有力的外部手段，对于整个干部管理体制的动员效果是非常显著的。通过干部管理体制把干部动员起来，是我们看到的中国强有力的动员能力的第一个体现。

其次，中国有以"全国一盘棋"为基础的资源动员能力。在这次疫情中，我们可以看到很多省份向湖北派出了医疗队。在国务院联防联控机制的统一调动下，全国16个省市在湖北进行了一省或者是两省包一市的对口支援。整个疫情期间，全国各地的医疗队一共4万多的医务人员都奋战在湖北抗疫一线。

以黄石为例，来帮助黄石的是江苏省的医疗队。在送江苏省医疗队离开的时候，我在电脑前观看了整个欢送过程。有两个场景让我很感动：一个是南京医科大学副校长鲁强教授在江苏医疗队到达黄石那天晚上的动员讲话中提道："我们一夜成军，白衣执甲。"这么多医务工作者一夜成军不是一件容易的事情，何况是把大家调动到充满了风险和不确定性的地方。另一个是黄石市民用最高规格的礼遇欢送江苏省医疗队回家的场面。当时很多市民纷纷走上街头，挥舞国旗向英雄致敬，场面非常感人。

但不能以为"一方有难，八方就一定会来救援"。在灾难面前，也有些消极的现象出现，比如互相争抢资源。在这次疫情期间，这个现象在不同的国家都出现了。

要想"八方支援"，必须要有机制的保障。我们国家长期有一个对口支援体系的存在。这种对口支援体系的背后，是我国党中央领导下的以全国一盘棋为基础的资源调配能力的体现。从20世纪90年代开始的援藏，到后面的援疆，汶川地震后的援川，我国的对口支援体系经受了时间和任务的考验，所以这一次才能够顺利地实现资源跨越地域的调配。

最后，中国有以基层组织为基础的社会动员能力。人类历史上从未有过封闭管理一个1 000多万人以上的大城市的实践。封闭一座城市，如果没有特别强大的社会服务能力，是无法满足正常的城市生活需求的。在这次疫情中，我们靠的是强大的基层组织以及建立在基层组织之上的社会动员能力。

用一个简单的模型可以说明疫情给社会服务能力带来的挑战。我们每个人分散在自己的家里，每个人都可能会有这样的两个基本需求：去医院看病或去市场购买生活必需品。如果总共有 18 个人、3 家医院和 3 家市场，通过一个简单的排列组合，我们就会发现这个匹配的过程非常复杂。当一个人选择了去某家医院的时候，就意味着他同时可能有去 3 个不同市场的选择。对每个人来讲，就有 9 种可能。对 18 个人来说，就意味着有 9^{18} 的可能，管理起来会非常复杂。但武汉探索了一种新的做法，把这 18 个人分到 3 个不同的社区，每个社区和目前现有的医院和市场资源进行绑定，这样问题就变得相对简单了。武汉的做法能够把社区和资源很好地对接起来，把人隔离在社区里，切断了传染源。为了实现这个目标，社区工作者付出了很多。

以武汉市武昌区中南街道百瑞景社区为例。该社区的党委书记王涯玲在一次接受中央电视台采访的时候分享了百瑞景社区的情况。王书记说："我们对于社区的需要可以说做到了尽量满足，甚至有居民想去吃小火锅我们也去买。"为什么社区要做到尽量满足呢？王书记说我们的居民在家里待了这么久，有点情绪，想吃火锅应该满足。

在这次疫情中，社区基层组织展现出了强大的力量。王书记在当时还介绍了社区力量的构建。王书记的队伍有 400 多人，包括了接电话小分队、爱心车小分队、党员联动小分队、代购小分队、运送小分队等。这么大的队伍从哪里来？首先当然是社区干部。其次这次疫情中还有很多下沉干部，这是这次疫情中的一个重要创新。除了干部以外，还有一些自发的群众组织参与进来。比如社区里已经存在的志愿者组织，像青年跑团、社区舞蹈队等。不仅是社区内的，社区外的一些单位、社区里回乡的大学生，也纷纷加入志愿服务的队伍。公共管理学者指出，社区问题其实是一个集体行动的问题。如何去解决集体行动的困境呢？答案在带头人：只有初始参与的人够多，其他人才会更积极地参与。我们过去长期存在着的社会基层的力量，在这次疫情中真正地起到了做好带头人、解决基层集体行动困境的作用。

三、总结：彰显优势，任重道远

疫情从来不是一个单纯的医疗问题。疫情最考验一个国家的治理能力，特别是在面对这样突如其来的抗解问题时的国家动员能力。我们究竟做对了什么？

从公共管理的学科视角来看，我们借助国家治理体系和治理能力在动员能力上的强大优势，做对了以下三件事情：

在政府内部，我们依靠以人事权力为基础的干部动员能力，把整个政府体系和干部队伍动员了起来。

在地区之间，我们依靠对口支援体系的力量，全国一盘棋，发挥了我们在资源动员上的能力，出现了全国帮助湖北的感人局面。

在政府和社会关系上，我们以基层社会组织为基础，发挥了我们在社会动员能力上的优势，把人民群众动员起来了。

这些是我们做对了的事情。习近平总书记一再强调，大考以后我们要好好地总结经验、吸取教训。在疫情平稳之后的相当一段时间内，我们都应该认真思考如何进一步优化国家动员能力的问题。

需要特别强调的是，经验和教训有时是相辅相成的。上文我们已经提到过，常规的公共管理手段没有办法有效地应对非常规的疫情。所以，面对疫情，我们要寻找优化动员能力的道路和途径。

优化动员能力的第一个需要考虑的问题是目前干部强力动员的管理方式。长期来看这种震动式的管理其实会产生一些副作用。面对这次疫情中取得的实效，我们要看到干部动员的有效作用，也要防止问责的滥用。

关于社区问题。社区是国家治理体系的神经末梢。在庞大的国家治理体系中，可以看到社区起着非常重要的作用。目前我国有10万多个城市社区，还有50多万个村级社区组织（村委会）。这样数量巨大的神经末梢在这次抗击疫情的战役中表现非常优异。但是我们也要注意到，在过去几十年中，我们的社会基层组织的力量实际上存在弱化的现象。进入社会主义市场经济以后，单位制逐渐退场，取而代之的是陌生人社会和原子化家庭，社区组织的凝聚力和感召力都遇到了挑战。未来如何在新的形势下振兴社区的基层力量，是一个特别值得我们思考的难题。

讲到社区基层组织，我们也来提一下社会组织。在这次疫情中，我国的一些社会组织也发挥了较大的作用。但是也应该看到，社会组织如果平时没有积攒力量，面对疫情这样的大考，是很难有效运作的。托克维尔在《论美国的民主》一书中就已经阐释过这种现象。他说："大多数的欧洲人，目前还是把社团视为在战斗中匆匆忙忙组织起来投入的武器。"这样的"战斗型社团"本身的组织化程度和专业化程度都不可能太高。一个健康的社会组织在平时就应该通过

"共办很多小事情"积蓄组织化和专业化的力量，因为"如果办小事情的次数越多，人们就会在不知不觉中获得共办大事业的能力"。社会组织想在类似疫情的大考面前发挥更大的作用，更为重要的是在平时做好专业化和组织化的工作。

在疫情防控持续向好的今天，我们有必要去展望后疫情时代的到来。回顾整个疫情防控的过程，我们可以做出这样的判断：中国面对这次新冠肺炎疫情大考，交上了一份合格的答卷，强大的国家动员能力是答题的关键。与此同时，我们也必须要认识到国家动员能力仍然存在着不少优化空间。党中央在十九届四中全会上提出，要推进国家治理体系和治理能力现代化。通过疫情这场大考展望未来，我们可以说彰显优势，任重道远。

（该视频公开课上线时间为 2020 年 6 月 9 日）

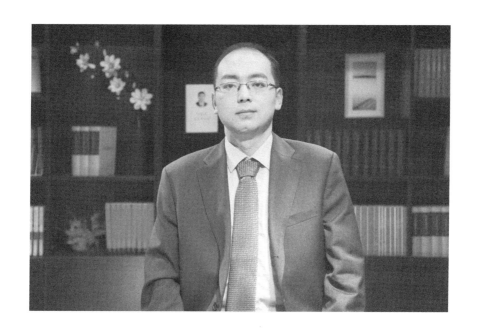

| 阎　天 |

　　北京大学法学院助理教授、院长助理。耶鲁大学法学博士，北京大学法学硕士和学士，曾为北京大学法学院博士后研究人员。研究劳动法、宪法、行政法。著作有《美国劳动法学的诞生》《川上行舟：平权改革与法治变迁》等，译著有《黑暗年代：再造耶鲁法学院》《反就业歧视法国际前沿读本》等。

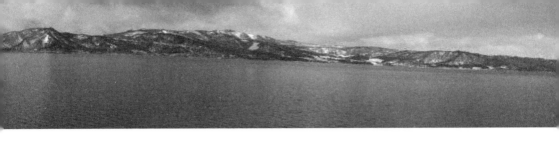

疫情防控中的法治文化

◎阎　天

一、引言

　　从春节之前开始，一场新冠肺炎疫情突然而至，并持续至今。这场遭遇深刻地改变了我们的国家，也影响了我们每一个人的生活。这是一场国家治理能力的大考，也是对每一个人生活的大考。几个月来，全国上下团结一心、共同奋斗，我国取得了疫情防控的重大战略成果。各地都在积极稳妥地推进复产、复工、复学，我们的生活正在重新焕发出活力来，整个国家也在重新回到正轨。在这个时刻，做一些初步的回望和反思，时机是很恰当的。

　　疫情开始以后，北京卫视推出了一档叫作《老师请回答》的节目，我受邀担任嘉宾，参加了多次节目的录制。每次录制都会邀请疫情防控一线的工作人员，请他们来现身说法，谈一谈这场战斗是怎样取得胜利的。他们的事迹平凡又伟大，让我非常震撼，经常热泪盈眶，夜不能寐。睡不着的时候，我时常会想：作为一个学法律的、教法律的、做法治工作的年轻人，我能为这场战役做点什么？把眼界放得更开阔一些，法治对于战胜新冠肺炎疫情，起到了什么样的作用？

在今年 2 月 5 日举行的中央全面依法治国委员会第三次会议上，习近平总书记强调："疫情防控越是到最吃劲的时候，越要坚持依法防控，在法治轨道上统筹推进各项防控工作，保障疫情防控工作顺利开展。" 2 月 5 日是正月十二，当时全国疫情还在爬坡过程中，拐点还没有清晰地显现出来；虽然春节假期已过，但是大多数地方还不允许复工。当时大家的生活状态大概和我差不多，每天一大早起来第一件事就是上网查看当天的疫情通报情况，看看有多少确诊、有多少疑似、有多少人不幸去世、有多少人正在医学观察中。这些数字背后是一个个活生生的人、一个个家庭，让人看着既揪心，又焦心。当时战斗十分焦灼，举国上下心急如焚，而总书记就是在这个关键点上主持召开了依法治国的主题会议，并且特别强调了法治在疫情防控中的角色。这充分说明法治工作是疫情防控的一个有机组成部分。党中央在 1997 年的十五大上就提出要依法治国、建设社会主义法治国家，1999 年把这个重要论述写进宪法，到现在已经 20 多年了。这次疫情防控充分表明，党中央建设法治国家的决心是坚定的、态度是真诚的、手段是有效的、成果也是显著的。

本部分就来谈一谈法治在疫情防控中的角色，更具体地讲，谈一谈法治文化在疫情中起到了怎样的作用。我们将首先做一个题解，然后把法治文化分成两个部分分别加以讨论，最后对疫情中法治文化建设的经验做一个总结，并对未来的发展提出展望。

二、"法治文化"题解

什么是法治文化？"法治文化"这个词可以分解成两个要素：一是法治，二是文化。在只有 12 个词、24 个字的社会主义核心价值观中，法治在其中就占据了一席之地。那么法治是什么意思？思想史上有一个规律，就是越重要的概念、越重要的价值，人们对它的含义就越加众说纷纭。想要得出一个毫无争议的法治概念可能并不容易，也不是一篇文章能够实现的。在这里，我想提出当代法治概念的两个基本点，这也是人们能够大抵达成的共识。

法治概念的第一个要点是：法治是规则之治，它在这个意义上区别于所谓的人治。所谓规则之治，是指公共事务要根据事先制定的规则来治理。例如，2002 年的夏天，中国国家男子足球队历史性地闯进了世界杯决赛圈。第三场小组赛，中国队对阵后来的世界季军土耳其队。当时我正在上高中，全班同学一起围在教室里的电视机前看球赛。土耳其队有个身体特别壮实的队员，他带球突破的时候把中国队的防守队员一下子就撞飞了，但是因为没犯规，裁判没吹哨。我当时非常悲愤，大喊一声："太欺负人了，应该判点球！"结果全班哄堂大笑，这个梗被老同学们一直念叨到了今天。这个故事意在指出，裁判要按照事前制定的规则来执法，无论事中的场面有多么难看、执法的人有多么不情愿，都不能临时改变规则，否则这个裁判就是黑哨，这场比赛的结果就没有公信力。规则当然不是不能改的，但是只能放到事后再检讨，不能在事中就抛弃。事前制定规则，事中遵守规则，事后反思规则，由此循环往复，这是规则之治的"三部曲"，也是法治区别于人治的一个关键点。

法治概念的第二个要点是：法治是国家之治，它在这个意义上区别于所谓的自治。宽泛地说，法律和法治有很多来源。任何一个共同体都给自己人定规则，这些规则在某种意义上可以称为法律。但是，当我们谈论法治的时候，我们通常指的是国家所制定的规则。国家根据民主程序来制定法律，以国家强制力为后盾来执行法律，教育、监督和引导全民遵守法律，并且由国家提供渠道来解决法律纠纷，这是法治的主要内容，它为社会提供了最起码的秩序。在法治之外，各种形式的自治也是社会秩序的重要来源，但自治不能违反法治。我国的自治至少可以表现为三个层次：一个是社区，一个是社团，一个是社会。在社区，比如说在一个村子里，村民会议有权制定村规民约，村委会和每位村民都要遵守，这是《村民委员会组织法》赋予村民的自治权。但是，村规民约不能违反法律，特别是不能侵犯村民的人身权利、民主权利和财产权利，否则要由乡级政府责令改正。在社团，比如说在企业里，企业有权通过一定的民主程序制定劳动规章，如果劳动者严重违反规章制度，企业有权单方面解除劳动合同，这是《劳动合同法》赋予企业的自治权。但是，劳动规章在制定程序上和内容上都不能违反法律，不能对员工搞"小过重罚"，否则就不发生法律效力，这是法治为自治划定的红线。而在社会这个广大的共同体里，人们会逐步建立起共通的道德规范，缺乏道德的人要受到谴责和惩罚，这是自治的重要表现。国家既要维护道德，又要改造与国家意志相违背的旧道德。比如，尊老爱幼的传统美德需要大力弘扬，而所谓"女子无才便是德"之类糟粕就要加以摒弃，至于宣扬这类糟粕的所谓"女德班"更是要坚决取缔。

所以，法治是替代人治的规则之治，法治也是指导自治的国家之治。这是法治在今天的基本含义。从这个定义中可以看出，我们需要给法治这个概念"减负"。当今世界，实行法治已经成为共识，无论在哪种社会制度之下，无论在什么样的经济发展水平和文化传统之下，人们都向往法治，进而把对美好生活的向往寄托在法治上。由此产生了一种倾向：法治变成了一个筐，各种美好的概念、理想、价值都往里装。这个筐里装的东西太多了，以至于国外有学者根据里面装的东西的多少，区分了"厚的法治概念"、"薄的法治概念"和"中不溜的法治概念"。作为学术讨论来说，这样区分无可厚非；但是作为一篇文章的前提，这样的法治概念就太复杂、太模糊了。所以，我们从法治的一般理解和共通经验出发，把法治概括成规则之治和国家之治。

但是，在这个基本概念之上，各个国家由于政治、经济、文化和社会条件的差异，确实会对法治形成不同的理解。那么，我国的法治有什么独到的地方？它区别于其他国家法治的特点是什么？经过几十年的探索，初步的结论是：我国社会主义法治的根本特征在于党的领导、人民当家作主和依法治国的有机统一。这三者的有机统一是中国法治的特有基因。为什么要把这三者统一起来？为什么不能离开党的领导和人民当家作主去谈法治？在中国，这些问题是讨论一切法治问题的根本前提，必须首先加以澄清。回答这些问题，要回到法治建设的原点去看我国建设法治的初心是什么。

党在社会主义初级阶段的基本路线是"一个中心、两个基本点"，一个中心是以经济建设为中心，两个基本点是坚持四项基本原则、坚持改革开放。法治的初心就是服务于这条基本路线。套用一句流行语，"法治道路千万条，基本路线第一条"。从以经济建设为中心来说，市场经济是法治经济，法治既是经济体制改革的成果，也是改革的前提。改革开放之初，很多国家对我国进行经济体制改革的决心存有疑虑。它们担心，虽然中国那时欢迎外商投资，但是以后态度变了怎么办？它们需要一些保障。按照国际通行的做法，最有效的保障就是法律。为此，国家制定了《中外合资经营企业法》《外资企业法》《中外合作经营企业法》。几十年来，这些法律起到了宣示改革、稳定政策、保障权益、增强信心的巨大作用。从 2020 年元旦开始，这三部法律被《外商投资法》取代，中外经济交往也迈上了新的台阶。从坚持四项基本原则来说，法治是贯彻落实四项基本原则非常重要的手段和依托。2018 年，现行宪法完成了新一轮修改：习近平新时代中国特色社会主义思想作为各项工作的指引，写进了宪法序言；中国共产党领导是中国特色社会主义最本质的特征，写进了宪法第一条。宪法还对社会主义道路和人民民主专政的各项制度做了详细规定。经过这次修宪之后，我国的法治与四项基本原则结合得更为紧密，可以说已经融为一体。从坚持改革开放来说，法治建设不仅和经济体制改革密切相关，而且一直是政治体制改革的一部分。正像邓小平在《解放思想，实事求是，团结一致向前看》这篇重要文献中所指出的："为了保障人民民主，必须加强法制。必须使民主制度化、法律化，使这种制度和法律不因领导人的改变而改变，不因领导人的看法和注意力的改变而改变。"这段话振聋发聩，值得我们反复学习和长期贯彻。所以，法治是与社会主义初级阶段的基本路线紧密相连的，而党的领导和人民当家作主都是这条路线的题中之义。只有坚持党的领导、人民当家作主和依法治国相统一，才能够不忘法治建设的初心，中国法治才能在正确的道路上一路前行。

定义了法治，就可以去理解法治文化。"文化"是一个宽泛的概念，而我们所说的"法治文化"用通俗的语言来定义，就是指"把法治当回事"的一切观念和行动。法治是个好东西，但是并不是所有人都在内心深处把法治当回事，更不是所有人都会把这种观念落实到行动上。既然法治是个好东西，为什么不好推行呢？主要是因为法治在观念和行动上会受到人治和自治的冲击。一方面，两千多年的封建专制传统使人治的残留挥之不去。这特别体现为个别地方的政府和领导干部漠视法律、违反法律，不仅造成了消极的社会经济后果，也损害了党和政府的形象和威望。另一方面，自治的观念容易被无限放大，比如有的企业负责人把企业当成了独立王国，自以为开个公司就可以"躲进小楼成一统"，而法治就"管他冬夏与春秋"了。这种过度的自治会给整个社会带来巨大的负外部性，需要法治加以限制和矫正。在人治和自治的夹击之下，要想让所有人都在观念和行动上把法治当回事，把法治真正落到实处，是一件非常不容易的事情。而法律制度如果在法治文化稀薄的环境中生长，就很容易发育不良乃至窒息，很容易形同虚设乃至架空。制度和文化的反差越大，制度的威望就越低，依法治国就越难实现。可见，要想完成从"法制"到"法治"的飞跃，法治文化是其中的关键和桥梁。

我国的法治建设历来是制度和文化并重。在这次抗击新冠肺炎疫情的战役中，不仅法律制度经受了考验，而且法治文化也受到了考验并有所提升。同时，这场疫情也为我们提供了难得的机遇，可以一窥其他国家法治文化的究竟。在中外比较中，可以对自己的法治文化有更加深刻的理解。以下就从立法文化与执法和守法文化这两个方面来探讨一下疫情防控中的法治文化。

三、疫情防控中的立法文化

根据宪法，全国人民代表大会及其常务委员会负有立法的职责。在我国，所谓立法文化，就是指立法机关要在观念和行动上把法律当回事，积极履行职责，推动法律的制定、解释和修改。自从疫情防控之战打响以来，全国人大常委会可以说是尽忠职守，在关键时刻果断出手，填补规则真空；于争议之处释法解惑，澄清法律疑难；为长远利益启动修法，完善制度架构。立法机关把法律当回事，把职责担当好，就让疫情防控充满了立法文化的浓郁气息。以下我们就具体回顾一下全国人大常委会的工作。

首先是立法工作。今年2月24日，十三届全国人大常委会第十六次会议通过了《关于全面禁止非法野生动物交易、革除滥食野生动物陋习、切实保障人民群众生命健康安全的决定》。简单来说，这个决定的主要内容就是不许再吃陆生的野生动物，即使是人工养殖的也不行。最近，各个地方比如广东和深圳都在根据这份决定来制定地方法律，这引起了网民的热议。有人说，吃野味是几千年的传统习俗，该革除吗？能革除吗？还有人说，为什么要搞"一刀切"，连养殖的野味也不让吃？养殖户的利益怎么办？平心而论，这一决定所设定的任务之艰巨、所付出的代价之沉重一望可知，引发争议并不令人意外。全国人大常委会之所以排除万难、坚定前行，必然是权衡了风险、成本和收益的结果。正像该决定的名称所显示的，党和国家把人民群众的生命健康安全放在了第一位。2003年的"非典"肺炎疫情和今年的新冠肺炎疫情，都有很大的可能是"祸从口入"。如果不全面禁食野味、不彻底切断通过野生动物向人类传播冠状病毒的途径，灾难就可能重演，生命安全就得不到保障。在我国宪法体制下，全国人大既是国家的权力机关，也是人民的代议机关；通过这一决定，全国人大常委会把人民安危上升到了国家安全的高度，把大国崛起与人民尊严完美统一了起来，也把自己的两种角色完美统一了起来。

其次是释法工作。从法理上讲，立法者天然地负有解释法律的职责。在疫情防控中，全国人大常委会主要是由下设的法律工作委员会（简称"法工委"）出面，以接受采访的形式解答疫情相关法律问题，回应社会上对于法律的争论和困惑。2020年2月10日，法工委相关处室负责人就接受了新华社采访，集中解答了7个问题；3月6日又集中回答了11个问题；此外还有一些零星的答记者问。这些答问不是简单地表态，更不回避热点，甚至什么问题争议大就回应什么，可以说是"硬核答问"。比如，在2月10日的记者答问中，有记者问：近期不少企业反映，受此次疫情影响，很多合同规定的义务不能正常履行，请问法律对此有什么针对性的规定？法工委明确指出，对于因为政府采取疫情防控措施而不能履行合同的当事人来说，防控措施属于不能预见、不能避免并不能克服的不可抗力；因为不可抗力不能履行合同的，可以部分或全部免除责任，但法律另有规定的除外。当时，元宵节刚过，复产复工才刚有眉目，合同履行的争议也刚露出苗头，法工委就出手解惑，防患于未然，可以说是及时又解渴。又如，在 3 月 6 日的记者答问中，有记者问：
为了防止疫情扩散，一些地方采取了"一律劝返""锁死家门"等硬
隔离的防控措施，引发了争议，请问这些措施有没有法律依据？这
些做法应当如何处理治理手段与治理目的的关系、公共卫生与个人
自由的关系、防控需要与法治要求的关系，桩桩件件都非常棘手。
当时疫情防控已经进行一个多月，基层工作人员和群众都很疲劳，
有的人怨气还不小，处理不好就会引起不良的社会后果。法工委面
对复杂的局面，迎难而上，将法律对防控措施的要求概括成了"主
体适格、手段合法、措施适度"，这 12 个字后来成为评价一切防控
措施的试金石。法工委还划定了底线，也就是任何单位和个人未经
县级以上政府批准，不得擅自采取硬性隔离措施，也不得擅自采用
粗暴方式实施居家隔离硬管控，还不得限制普通业主或者租户返家。
一次次的及时发声，既解决了争议，又预防了争议；既有担当，又
讲策略。

最后是修法工作。痛定思痛、亡羊补牢，既是个人成长的途径，
也是法治完善的必由之路。虽然疫情防控工作还没有结束，但是针对
防控中暴露出来的法律制度问题，全国人大常委会已经展开了反思。
比如，在 4 月 26 日举行的十三届全国人大常委会第十七次会议，就
《生物安全法（草案）》再次进行了审议，相信疫情防控制度一定会从
生物安全和国家安全的角度得到加强。又如，全国人大教育科学文
化卫生委员会正在推进《传染病防治法》的评估和修改。2003 年的
"非典"肺炎疫情直接促成了《传染病防治法》的上一轮修订。疫情
暴露了法律存在的许多问题，正像时任卫生部常务副部长高强所说
的，"国家对传染病暴发流行的监测预警能力较弱，疫情信息报告、

通报渠道不畅，医疗机构对传染病病人的救治能力、医院内交叉感染控制能力薄弱，传染病暴发流行时采取紧急控制措施的制度不够完善，疾病预防控制的财政保障不足"。"吃一堑，长一智"，后来人们所熟知的疫情直报等制度都是在那次修法时确立的。17年后，当一场更为凶险的疫情席卷而来的时候，国家的制度准备显然比当年要充分得多，这也是中国能够在短短几个月的时间内取得阶段性胜利的原因所在。当然，高强副部长10多年前的判断在今天仍然是成立的。他说，"我国传染病防治形势发生了很大变化，出现了许多新情况、新问题"。在这次疫情防控工作中，值得检讨的地方有很多，而《传染病防治法》的下一次修订必将全面呈现检讨的成果。

从国际上也可以看出，各国无论社会制度有什么差异，都不约而同地选择了立法作为应对疫情的重要手段。比如在美国，疫情大致从3月开始严重起来。据媒体报道，3月10日，众议院的民主党人曾经动议让议员们离开华盛顿，采取远程投票方式表决。而议长否决了这个建议，她说："我们是这艘船的船长，要最后才能离开。"留在华盛顿是因为有要事在身。从3月开始，美国连续出台了三部名称中包含"新冠病毒"（novel coronavirus）的法律，分别是3月6日通过的《防备和应对冠状病毒补充拨款法案》，3月18日通过的《家庭优先新冠病毒应急法案》，以及3月27日通过的《新冠病毒扶助、救济与经济安全法案》。最后这部立法的名称之中，各个单词的首字母连起来，正好是英文"守护"（cares）的意思，所以可以简称其为《守护法》。立法者显然认为，这部法律可以在危难之际守护国家和人民。以我国的标准来衡量，美国这一轮立法的节奏很紧凑，这不仅反映了疫情的急迫，也折射出国会对自身角色的重视。

美国以外的许多国家也出台了类似的专门法律来应对疫情，其内容主要包括调配医疗资源、救助弱势群体、挽救经济下滑以及提供财政支持。面对疫情，各国都注重立法，这反映了立法文化的普遍性。

由于社会制度的不同，各国立法文化中所包含的具体元素也存在明显的差异，这反映了立法文化的特殊性。在我国，包括全国人大常委会在内，国家机构都在党的领导下实行民主集中制的组织原则。相比之下，美国的立法过程则牵扯到更为复杂的斗争，主要表现为两党之争、府院之争和国际之争。众所周知，美国实行两党制，民主党与共和党的"驴象之争"历来是美国政治的主旋律。其实在美国建国之初，新国家的构想者是希望避免党争的。在《联邦党人文集》这部堪称美国建国蓝图的著作中，作者设想通过建立一个体量足够大、利益分化足够多元的国家，以避免形成稳定的政治派系，防止这些派系把一己之私凌驾到公共利益之上。这个设想显然是落空了。在如今的国会两院之中，众议院由民主党主导，而参议院则是共和党人占多数。一部法案的通过有赖于两院合作，而两党以两院作为各自的阵地展开斗争，合作不可能顺畅，发生龃龉也就不可避免了。这种龃龉在《守护法》的制定过程中反复出现。比如，3月23日，该法案由于民主党人的反对而在参议院受阻，没能通过第二轮投票。美国经济已经到了千钧一发的时刻，两党还在争执不休，这令市场信心严重受挫。本来美联储当天已经宣布了"无限量宽松"等一系列提振经济的措施，但是这些利好消息无法对冲党争的负面影响。当天美股低开低走，道琼斯指数跌破了 19 000 点关口，跌幅达到 3.04%。从这一幕可以看出，党争将国会、民心和股市三点串成一线，牵动它们不断共振，这是美国政治的特殊景观。

在两党之争之外，美国的立法过程还牵涉到府院之争，也就是总统府与国会两院的斗争。国会的法案通常必须经由总统签署才能成为法律，这就给了总统讨价还价之机。在美国宪法的构想中，府院之争是权力制衡的表现，它可以防止权力过分集中所造成的弊端。而两个多世纪的政治实践表明，从把权力拆分开到确保权力成为公器、获得科学合理的使用，其间的差距不可以道理计。比如，《守护法》规定要建立两个独立监督机构，一个负责监督全部 2 000 亿美元的开支情况，另一个负责监督 5 000 亿美元的大企业救助基金的使用情况。特朗普虽然签署了这部法案，但是在签字时声明，后一个监督机构的负责人如果要依法向国会报告，必须获得他的许可。这就严重削弱了监督的职权。而针对前一个监督机构，特朗普更是于 4 月 7 日利用职权，断然取消了该机构负责人的任职资格，使得该机构陷入群龙无首的状态。如此一来，国会通过监督机构来约束行政权的设想一脚踏空；至于后一只脚会不会也踏空，取决于总统和国会进一步斗争的局势，而府院之争也将回旋在后续的立法过程之中。

总之，在当今世界，注重法律是许多国家立法机关的主流倾向。但是，同样是注重法律，背后的动机和追求却差别很大，所面临的挑战和斗争更是截然不同。类似的中外差异也存在于执法和守法文化当中。

四、疫情防控中的执法和守法文化

执法是指国家运用强制力，将法律落实到生活之中。行政机关通过执法来推行政策，司法机关则通过执法来解决纠纷；与执法相对应，公民负有遵守法律、配合执法的义务。所以，执法文化和守法文化是一体两面，需要放到一起来讨论。

在我国，狭义的执法主要是指行政执法。在疫情防控工作中，行政机关身处一线，采取了大量果断强力的防控措施，对于公民的自由、安全、隐私和财产等产生了深远的影响。这些措施构成了应对疫情的"中国方案"和"中国经验"的主要内容，凝聚成中国人的集体记忆，也引发了全球性的瞩目。许多外国观察者对于中国政府拥有如此巨大的权力感到错愕，甚至担忧。其实，如果对《传染病防治法》有所了解，就不会觉得太意外，也不会太担心了。《传染病防治法》第4章包括11个条文，针对疫情控制措施做出了详细的规定。这些规定大致可以分成两类：一类是授权性的，另一类是控权性的。就授权性的规定来说，"非典"肺炎疫情充分证明了采取强有力防控措施的必要性，所以《传染病防治法》对政府的授权非常广泛。比如，第42条规定，传染病暴发、流行时，县级以上地方政府在必要时报上一级政府决定，可以采取一系列紧急措施，比如停工、停业、停课，封闭可能造成传染病扩散的场所，限制或者停止集市、影剧院演出或者其他人群聚集的活动。国家决定封锁武汉乃至湖北的交通，也获得了《传染病防治法》第43条的授权。充分的授权为疫情当头的我国政府提供了施展拳脚的空间。另一些规定则是控权性质的。比如，关于传染病死者尸体的解剖，《传染病防治法》第46条虽然加以准许，但是将解剖目的限定为查找传染病的病因，要求医疗机构遵守国务院卫生行政部门的规定，并且应当告知死者的家属。又如，为了疫情防控的需要，紧急征用房屋、交通工具或者调集人员的，依法应当予以补偿并支付合理报酬。这表明，紧急事态并非法外状态，防控工作也要维护公平公正。既有授权、又有控权，既能大展身手、又能坚持底线，这是《传染病防治法》对于政府的期许，也是本次疫情当中执法文化的写照。

不应忘记的是，在疫情防控工作中，我国政府为了执行《传染病防治法》，所调动的资源规模可谓前所未有，而广大执法人员的付出和牺牲也举世罕见。许多执法人员长期奋战在一线，由于过度疲劳、发生事故等而损伤了身体健康，甚至献出了宝贵的生命。他们和我们一样，都是活生生的人，都有自己的家庭，有自己的牵挂，有自己的追求。但是为了早日战胜疫情，他们把这一切都抛在脑后，萦绕在他们心头的是法律赋予的神圣职责。为了履行职责，他们情愿付出一切。这种伟大的献身精神支撑了我们中华民族的历史，世世代代守护着国家，守护着人民。这种精神也是执法文化的一部分，而且是最为高贵、最为凝重、最为令人热泪盈眶的一部分。

广义的执法除了行政执法以外，还包括司法机关运用法律的过程。在这次疫情防控中，最高人民法院作为国家最高审判机关，出台了一系列意见，指导各地法院运用司法服务于防控工作。这些意见的主题随着防控重心的变化而不断调整，表现出与时俱进的鲜明特征。2月10日，最高人民法院联合最高人民检察院、公安部和司法部，发布了《关于依法惩治妨害新型冠状病毒感染肺炎疫情防控违法犯罪的意见》。当时，疫情防控工作正在全面展开，个别地方出现了抗拒疫情防控措施的行为，还有不法者趁机制假售假、哄抬物价，搞诈骗和聚众哄抢物资，甚至造谣传谣等。最高人民法院在疫情期间出台的第一份意见，就以这些当时最为紧迫的问题作为重点。2月25日，中共中央政法委员会与最高人民法院、最高人民检察院、公安部和司法部共同发出了《关于政法机关依法保障疫情防控期间复工复产的意见》。这时距离国家对武汉采取"封城"措施已经有一个月左右，疫情得到了初步控制，复工复产已经提上日程。第二份意见审时度势，提出要准确把握法律政策界限，营造良好的司法环境。比如，该意见提出，对于因生产经营需要提前复工复产，引发新型冠状病毒传播或有传播风险的，并不能一概而论，而是要根据企业是否依法采取有关疫情防控措施、是否建立严格的岗位责任制，综合认定行为性质，依法妥善处理。这对于缓解复工之初战战兢兢的社会心态、促进复产复工显然起到了积极的作用。3月13日，最高人民法院与最高人民检察院、公安部、司法部和海关总署一起出台了《关于进一步加强国境卫生检疫工作，依法惩治妨害国境卫生检疫违法犯罪的意见》。该意见出台时，本土疫情已经得到了大幅缓解，境外输入逐渐上升为疫情防控的主要矛盾，各地海关成为阻止疫情倒灌的第一道防线，任务十分艰巨。这份意见的出台可谓恰逢其时。4月16日，最高人民法院印发了《关于依法妥善审理涉新冠肺炎疫情民事案件若干问题的指导意见（一）》。随着各地全面复工复产，之前被疫情所掩盖的各种民事纠纷开始显露出来。民事问题取代了刑事和行政问题，成为新一阶段司法服务于疫情防控工作的焦点。比如，一些企业为了实现生产自救，采取"共享用工"的方式，将本企业因停工而闲置的劳动者输出给其他企业使用。这种做法可以让劳动者获得收入，也解了企业的燃眉之急，但是留下了隐患。比如，谁是用人单位？谁负责给劳动者上"五险一金"？出了工伤事故应当由谁承担负责？等等。最高人民法院提出，"要加强与政府及有关部门的协调，支持用人单位在疫情防控期间依法依规采用灵活工作方式"。换句话说，就是既要尊重企业为了生存而做的变通安排，又要坚守法律为了保护劳动者所设定的底线。又如，虽然湖北省全境都已经成为低风险地区，但是个别用人单位仍然谈湖北色变，拒绝湖北员工返岗；对于曾经被确诊为新冠肺炎的劳动者，或者是无症状感染者，甚至对于曾经隔离观察的人员，都怀有排斥和恐惧的心理，想方设法单方面解除劳动合同。对此，最高人民法院明确规定，"用人单位仅仅以劳动者是新冠肺炎确诊患者、疑似新冠肺炎患者、无症状感染者、被依法隔离人员或者劳动者来自疫情相对严重的地区为由，主张解除劳动关系的，人民法院不予支持"。这个规定不仅有利于保障相关劳动者的权益，而且对于社会舆论的引导和观念的塑造也不无裨益。

执法机关把法律当回事，依法履行职责，就创造了执法文化，而有效的执法依赖于执法对象的配合。离开了浓郁的守法文化，执法文化可谓"皮之不存，毛将焉附"，不可能独立存在。在这次疫情防控工作之中，广大群众、企业和其他执法对象表现出了不同寻常的守法精神，特别是自觉落实防控措施，努力克服生活不便，积极调整工作方式。防疫之战的阶段性胜利源自全国上下万众一心，而全民守法就是万众一心最直观的写照。在疫情防控之初，有的群众对于戴口罩、少出门、不扎堆的防控要求不太理解，更不太适应。而年轻一代则表现出了很高的守法觉悟，他们自觉承担起向长辈普法的任务。记得当时有不少网友打趣说，以往都是长辈教育自己，现在反过来轮到自己唠叨长辈了。隔离是这次群防群治工作中最核心的手段，它对于公民人身自由的限制最多，落实起来也最为艰巨。特别是一些人生地不熟的外国人，怎样让他们遵守隔离规定呢？从新闻报道中可以看到，一方面，社区工作人员扮演了采购员、快递员和卫生员等角色，关心和服务于隔离对象的生活，减少他们的出行需求；另一方面，对于个别不服从隔离规定、知法犯法的人，无论国籍，一律坚决依法处理。这样做既树立了法律的威望，又提高了公民守法的意识，可算是比较理想的方案。

那么，守法意识和守法文化是怎样形成和加强的呢？客观地说，20 多年前我国刚刚提出要建设法治国家的时候，公民的守法意识并不是很强，守法文化也比较淡薄。许多学习法律、从事法律工作的人都遇到过关切的询问：学法律有用吗？果真遇到事情的时候，究竟是法律说了算，还是权力、道德乃至人情说了算？这些问题是有些偏激，但也是有感而发，它们反映了法治文化建设的艰巨性。而在过去 20 年间，我国的守法文化以肉眼可见的速度成长，这次疫情算是一次阶段性测试，而我国的成绩好得超乎预见。进步是如何产生的？主要有以下三个原因。第一是科学精神的滋养。"非典"肺炎疫情启发我们，防疫是科学，有自身的规律，这些规律是不以人的意志为转移的。法律将科学规律写入国家意志，遵守法律就是尊重科学；不遵守法律不仅要承担法律责任，而且还会受到科学规律的惩罚。正因如此，当钟南山院士以科学家的身份号召大家遵守防控措施的时候，获得了举国上下的一致响应。第二是对于国家体制和道路的认同与信心。特别是中国特色社会主义进入新时代以来，我国经济社会高速发展，取得了举世公认的巨大成就。许多国民获得机会，走出国门，真切地感受到不同社会制度和文化的差异，他们对于中国历史与现实的特殊性有了深入的思考，这也坚定了他们走中国道路、把自己的国家建设好的信念。法律是国家体制的一部分，对国家体制的信心能够增强对法律的尊重。第三是法治观念的加强。以前每当有人违法、引发争议的时候，总会有声音说问题不是出在违法者身上，而是出在法律本身，应当修改法律而不是惩戒违法者。而现在，往往会有一个同样响亮甚至更加响亮的声音说：无论法律本身怎样，遵守法律都是必须履行的公民义务；法律可以事后修改，但是任何人无权在事中违反它。这不仅是因为"法律是对的"而应该守法，而且是因为"法律是法律"就要遵守它，这就是法治观念的含义所在。

把眼光从中国转向世界，不难发现：执法文化和守法文化就像立法文化一样，是一种普遍的现象。比如，在疫情期间，各国无论情愿与否，都出台了一系列"禁足令"，要求群众保持"社交距离"，也都动用了大量的执法人员去执行命令，而大部分群众也予以了支持和配合。这一幕对于国人来说再熟悉不过，以至于网民经常发出"这一集我看过"的议论。但是只要深入观察就会发现，由于国情的差异，一些国家在执法和守法中掺入了国人不大熟悉的复杂元素。比如，我国司法机关执行法律的主要目的是解决纠纷，维护社会秩序；而在美国，最近有将司法异化为国际政治斗争工具的倾向。先是个别律师事务所"搏出位"，提出要在国际司法组织中起诉中国，追究所谓中国向世界扩散疫情的责任；然后美国的个别州也加入进来，叫嚣要在美国的国内法院起诉，逼迫中国为美国应对疫情不力买单，而特朗普还在 4 月 22 日的发布会上宣称这种诉讼"不会是最后一起"。怎样看待这种现象呢？从法律的角度来看，这些诉讼近乎无稽之谈，不足为惧；而从政治的角度来看，这些诉讼传递出一个危险的信号，那就是司法机关不再仅仅服从于法律，而是屈从于现实政治的需要，甚至沦为政治的婢女。如果法官不再把法律当回事，而是把政治放在第一位，恐怕执法文化将受到致命冲击，这值得我国高度警惕。又如，各国各地的民众在遵守"禁足令"的程度上存在显著差异。事关生死，为什么还有这么多人不当回事？背后的原因非常复杂，这里只举几个例子。首先是守法成本的原因。一些国家长期维持高消费、低储蓄的生活方式，一旦遭遇天灾，民众抗击风险的能力很有限，即使获得政府接济也难以持久。为了维持生计，必须出门打工，这就和"禁足令"发生了直接冲突。其次是文化传统因素。面对危险，人们往往从传统中寻求心灵安慰，这次疫情也不例外。一些民众大规模集会和祈祷，甚至发生了 10 万人共同送葬的事件，这都削弱了群众对于"禁足令"的遵从意识。最后是政治斗争因素。比如在美国，大部分州坚持出台"禁足令"，引发民众上街抗议；而特朗普急于推动复工，为此不惜公开支持抗议者，以联邦总统的身份打击各州法律的权威，这当然也会削弱人们对法律的尊重。总之，塑造各国执法和守法文化的因素是复杂的，不能简单地认为某种社会制度下的执法和守法文化必然发达或者落后，而是要从实际出发、用证据说话，具体问题具体分析，才能得出客观的结论。

五、结论

第一，关于法治文化。法治是一个复杂的概念，它既是规则之治，也是国家之治。我国社会主义法治的根本特征在于党的领导、人民当家作主和依法治国的有机统一。法治文化就是"把法治当回事"的一切观念和行动，它包括立法文化，也包括执法和守法文化，是将法律制度转化为实践的关键和桥梁。

第二，关于立法文化。立法文化是指立法机关在观念和行动上把法律当回事，积极履行职责，推动法律的制定、解释和修改。在疫情防控之中，全国人大通过决定、接受采访、评估修法，繁荣了我国的立法文化。立法文化在世界各国既有普遍性，又表现出特殊性。与我国相比，美国立法机关内部充斥着两党之争、府院之争和国际之争，其立法文化呈现出更加复杂的光谱。

第三，关于执法和守法文化。执法文化是指行政和司法机关在观念和行动上把法律当回事，推动法律执行；而守法文化是指执法对象把法律当回事，遵守法律并配合执法。它们是对立统一的关系。在疫情防控之中，行政机关充分运用法律的授权规定，严格遵守控权规定，特别是广大基层执法人员的献身精神，是执法文化的集中写照。司法机关特别是最高人民法院以发布意见为主要手段，指导各地运用司法工具服务疫情防控工作，起到了重要作用。而全民守法观念经历了考验，交出了超出预期的答卷。在全球范围内，执法和守法文化虽然是一种普遍现象，但是掺入了复杂的政治、社会和文化因素，存在遭到消解的危险，不可不防。

这三点既是本部分的小结，也是疫情中我国法治文化建设的主要内容和经验。展望未来，法治文化建设的任务仍然非常艰巨。我们还要继续探讨法治的概念，寻求最大限度的共识。我们还要继续加强人大的工作，让立法在法治建设中更好地发挥提纲挈领、指引方向、建立规则的作用。我们还要不断改进行政和司法机关的工作，使法律成为它们在观念和行动上的准绳；要在群众中进一步树立法律的权威，让人们知法、信法、守法、用法。这些工作不可能一蹴而就，而是要久久为功。就像习近平总书记在陕西考察时所说的，"重大的历史进步都是在一些重大的灾难之后，我们这个民族就是这样在艰难困苦中历练成长起来的"。相信经过本次疫情的洗礼之后，在国家机关和广大群众的共同努力之下，我国的法治文化一定可以获得更大提升，中国特色社会主义法治事业一定会迎来更加光明的前景。

（该视频公开课上线时间为 2020 年 6 月 10 日）

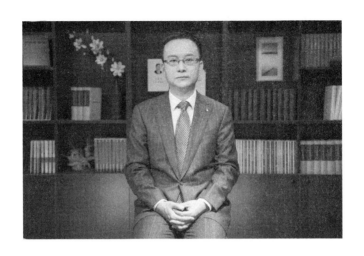

| 霍政欣 |

现为中国政法大学教授、博士生导师，学校发展规划与学科建设处处长暨"双一流"建设办公室主任；兼任教育部高等学校实验室建设与实验教学指导委员会委员、联合国教科文组织观察员、国际比较法学会联席会员、中国国际私法学会常务理事、北京市国际法学会副会长、北京"一带一路"法律研究会副会长等职。

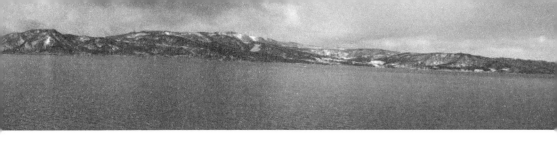

疫情防控的法治观察——比较与国际的视野

◎霍政欣

　　2020年年初暴发的新冠肺炎疫情，目前已经蔓延到世界各国，成为人类社会需要共同面对的重大公共卫生危机，所以，以超越单个国家的视角，借助比较的方法和国际的视野谈一谈各国防治疫情的模式和方法，并从中做出一些梳理、总结和思考就显得十分重要。

　　本部分主要阐释以下三个问题：第一，从法治的角度比较各国防治疫情的制度和措施。第二，总结和梳理公共卫生领域，尤其是传染病防治领域的国际治理机制和国际法规则。第三，中国是否真的像某些西方人士所言，需要为新冠肺炎疫情的国际蔓延承担法律责任？

一、从法治的角度比较各国防治疫情的制度和措施

　　这次新冠肺炎疫情已经蔓延到世界各国，世界各国在面对疫情时候的制度和措施并不相同，这不禁让我想到英国作家萧伯纳的一句话："你有一个苹果，我有一个苹果，彼此交换，我们每个人仍只

有一个苹果；但是如果你有一种思想，我有一种思想，彼此交换，我们每个人就同时拥有了两种思想。"可见，对于重大传染性疾病的防控，各国需要在比较中借鉴，在借鉴中思考，在思考中共同进步，从而使我们变得更加强大。以下将简要地比较此次防疫的中国模式和西方模式。

首先梳理和总结一下中国模式。众所周知，全面依法治国是中国特色社会主义的本质要求和重要保障。经过多年的努力，中国特色社会主义法治体系已基本建成，所以，法治是当下中国国家治理的基本方式，也是中国应对此次新冠肺炎疫情的基本手段。回过头看，我们可以发现，从今年年初以来，新冠肺炎疫情在中国的预防和防控是被纳入法治化的轨道之下，并在中国政治和社会治理体系下来处理的。

2003 年"非典"肺炎疫情之后，中国先后制定或者修改了《传染病防治法》《突发事件应对法》《突发公共卫生事件应急条例》《突发公共卫生事件应急预案》等法律法规，基本建成了中国特色的公共卫生领域的应急法律体系。这些法律法规为此次新冠肺炎疫情的防控提供了坚实的法律依据和实践指导，使我国此次应对新冠肺炎疫情基本上做到了有法可依、有章可循。

比如，2020 年 1 月 20 日，国家卫生健康委员会发布了 1 号公告，将新型冠状病毒感染的肺炎纳入《传染病防治法》规定的乙类传染病，并按照甲类传染病的防控预防措施来处理。这样一来，我国政府及相关部门就可以依法对病人进行隔离治疗，对密切接触者实施隔离医学观察，从而有力、有效地防控新冠肺炎疫情的扩散和蔓延。同时，依据上述应急法律法规，在中国突发的公共卫生事件，根据其性质、危害程度与涉及范围，可以划分为"特别重大"、"重大"、"较大"和"一般"四级，这也就是我们通常所称的"一级响应"到"四级响应"。因此，我们看到，1月23日到1月29日，因为新冠肺炎疫情的凶猛和迅速蔓延，全国31个省区市先后启动了突发公共卫生事件一级响应，这样，各个省级政府就可以为遏制疫情发展，根据本区域的具体情况采取具体的疫情控制措施、流动人口的管理措施、交通卫生检疫措施以及信息发布措施。

此后，随着疫情在我国国内基本被控制，防疫情况持续向好，我们也看到越来越多的省区市降低了突发公共卫生事件的响应等级。可见，我国公共卫生应急法律制度为中国此次应对疫情做到张弛有度、有章可循提供了基本的法律保障。此外，中国其他领域的法律，包括《消费者权益保护法》《价格法》《保险法》《合同法》《刑法》诸多法律，也为此次疫情防控的各个方面提供了法律上的应对指南。比如，市场监管部门对哄抬物价，尤其是违法高价出售口罩等防疫物资的行为开出了罚单，人力资源和社会保障部对因隔离治疗或者各种原因导致短期不能上班的工人工资问题做出了相应的规定，给广大劳动者吃了定心丸。司法机关对疫情期间发生的伤害医务人员、故意隐瞒疫情导致他人感染的刑事犯罪行为依法进行了惩处。

由此可见，在此次疫情防控过程中，我国立法、执法、司法机关各司其职，为依法防控新冠肺炎疫情、保障社会经济稳定运行和广大人民群众的生命财产安全发挥了至关重要的作用。

同时，我国是中国共产党领导的社会主义国家，国家和社会治理体系有自己显著的特点，那就是党中央统一领导、全国一盘棋，具有高度的凝聚力、执行力，能够集中力量办大事。同时，我们中华民族素有一方有难、八方支援的优良民族文化传统。所以，在这样的社会治理机制与文化传统背景下，我们看到，疫情发生以后，在党中央的领导下，全国防疫力量协调联动，各地大批医务人员迅速积极支援武汉，来自五湖四海的建设者日夜奋战，24 小时不间断施工，十天建成了火神山医院和雷神山医院。我们也看到，人民军队高效投送防疫物资并且抽调军队的医疗人员赶赴武汉战"疫"前线，全国各地的相关企业加班加点生产，疫情防控物资全国统一调度。这一切都展现出中国特色社会主义的指挥协调、统筹安排能力，也使此次防疫战役中的中国力量、中国速度得到了彰显。

中国模式高效率地遏制了新冠肺炎疫情在中国境内的蔓延。经过这一段时间的举国联防联控，我们的防疫抗疫取得了阶段性的重大成果。目前，中国已经成为世界上第一个基本控制新冠肺炎疫情的大国。同时，关闭 76 天的离汉通道也于 4 月底"解封"，全国的社会经济生活正快速恢复正常。

由此可见，中国模式对于中国防疫抗疫而言是有效的，对世界也是一个福音。与此同时，此次在防控新冠肺炎疫情的过程中，我们看到，西方很多国家采取的模式和中国显著不同。以下将简单梳理和总结一下西方模式。

大部分西方发达国家采取的国家治理模式是有限政府模式，而不是全能政府模式，所以，很多西方国家政府的资源调动能力与法定权限相对有限。因此，在面对新冠肺炎疫情时，西方大部分国家无法采取类似中国的模式，它们采用的通常是相对宽松的疫情防控措施，有些媒体形象地称之为"佛系防疫"。特别是采取联邦制的西方国家，联邦政府的权限受到宪法的严格约束，所以，在防疫政策制定和具体实施方面，这些国家往往是州一层的政府扮演着更加重要和直接的角色。

以美国为例，作为联邦制国家，美国联邦政府与州政府之间的职权在宪法上有明确划分。联邦政府负责的是联邦层面的事务，如外交、国防、货币政策、对外贸易、出入境管理、国土安全等，联邦政府的权力涉及联邦主体之间以及联邦与其他国家之间；各州则负责关于地方的民政、社会福利、教育、治安、卫生等各种与普通人生活更密切相关的领域，州政府的权力仅局限于本州之内。总体而言，美国联邦政府是没有办法指挥州政府的，这是由美国联邦制权力构架所决定的。

在联邦制之下，联邦政府的权力是由州政府让渡的，双方在行政权力上没有严格意义上的大小之分，双方都是根据宪法规定，各司其职。我们看到，此次美国疫情防治的前一阶段，联邦政府早期发挥了主要作用，比如联邦政府针对当时中国和欧洲国家疫情比较严重的情况，决定采取断航的措施。联邦政府所主管的疾控中心负责疫情监控、相关信息发布、疫苗研发、检测手段的确定等，但随着疫情在美国进入社区传播阶段，联邦政府就退居次要地位，州政府就开始扮演主要角色了。比如州政府有权发布紧急状态、设立收容所、隔离所，有权颁布各种防治疫情的措施，如居家令等，这些都是美国联邦政府无法做到的。

当然，由于美国各州实际的医疗、技术情况不同，它们可以根据宪法要求联邦政府提供资金、技术或人员方面的协助，甚至包括动用联邦军队。但总体而言,在美国应对疫情的后一阶段,起到主要作用的是州政府,而不是联邦政府。从最新的发展来看,美国联邦政府近期决定重启经济计划,但特朗普在发布信息时明确指出,各州有权决定什么时候重启经济,以及如何处理经济重启计划,可见各州发挥着更加重要的角色。

由此,我们可以发现,美国国家治理机制以及法律制度和中国显著不同。客观地说,美国的机制和法律制度在防疫抗疫过程中,也有其相对有利的一面,那就是责权分明,各州自主权较大,可以根据本州的具体情况采取针对性更强的措施。不过,需要强调的是,在此次疫情防控过程中美国模式的劣势,或者说弊端,也被充分暴露。美国模式的最大问题就是没有办法做到全国统筹,各州基本上都是各自为战。

此外,各国在面对疫情时采取的一些措施还受到不同国家文化和人民习俗的影响,比如是否要求民众戴口罩。应该说,对于防控这样一种传染性极强的新型冠状病毒,戴口罩非常必要。戴口罩的措施在中国、韩国、日本等东亚国家得到民众的遵守和配合,而在西方国家,不论是政府还是民众,在相当长的一段时间内,都对戴口罩持比较抵触的态度。再如,在中国政府和人民共同的努力下,居家隔离措施在中国得到了比较有效的遵循;而在西方一些国家,民众更强调个人自由,居家令更加宽松,民众遵循的严格程度也不像东亚国家这么严格。可见,各国防控疫情的措施并不相同,尤其是中国模式和西方模式呈现出比较显著的差异。

总体来看,如果做一比较的话,我认为,从现阶段来看,中国模式的效率更高,能在短时间内迅速控制住疫情,人民的生命健康安全能得到有力保障，但阶段性的经济成本可能相对更大一些；西方模式虽然在现阶段给社会经济造成的影响相对较小，但是疫情在西方国家蔓延的范围更广，传染和死亡的人数更多，持续的时间很可能会更长。

简言之，面对这场人类历史上极其罕见的新冠肺炎疫情，各国政府处理和应对的政策是各国不同的治理模式、政治、法律制度以及文化、宗教传统之下的自主选择。应该说，并不存在唯一正确或者普适的模式或应对措施。不能说因为中国比较快地控制住疫情，就让世界其他国家都来"抄中国的作业"，都采用中国的应对措施，因为不同的国家采用的制度是本国国情、本国的政治法律制度下的自主选择。如果实践证明，西方较为宽松的治理模式和防疫抗疫的措施，也能起到相应的效果，而且更重要的是，能够得到本国人民的认可，应该也属于可以接受的范围。

作为对本国人民负责的政府，我想，都应当根据本国国情和社会法律及文化环境来规划和实施应对新冠肺炎疫情这样一种应对突发公共卫生事件的模式和方法。重要的是，各国应当相互尊重、彼此理解，保持制度和文化的多样性；同时，各国应当相互学习、相互借鉴、取长补短、密切合作，在比较中进步，在合作中共赢，协力应对全人类的共同敌人——新型冠状病毒。

二、总结和梳理公共卫生领域，尤其是传染病防治领域的国际治理机制和国际法规则

关于人类社会的发展大局，党的十九大报告中有一段经典的论

述："全球治理体系和国际秩序变革加速推进，各国相互联系和依存日益加深……同时，世界面临的不稳定性不确定性突出……恐怖主义、网络安全、重大传染性疾病、气候变化等非传统安全威胁持续蔓延，人类面临许多共同挑战。"面对这些挑战，没有哪个国家能够独自应对，也没有哪个国家能够回到自我封闭的孤岛。

党的十九大报告中的这段话是党中央关于当前人类社会发展大局的判断。此次新冠肺炎疫情迅速发展成二战以后人类所面临的最严重的全球性危机之一，有力印证了党中央关于人类社会发展的论断的科学性，同时也凸显出各国须以超越单个国家的力量，借助国际治理机制和国际法来共同应对新型冠状病毒这样重大的突发公共卫生事件。在这个议题之下，我想就公共卫生领域的国际治理机制和相关的国际法规则来进行梳理。

第一，当前国际卫生领域的国际治理机制。自二战结束以后，在当今国际治理机制中，联合国居于核心地位。联合国是在二战的废墟之上建立的。人类在两次世界大战的惨痛教训上不断反思，最后决定通过建立国际治理机制、建立联合国来维护世界的和平。联合国于 1945 年成立，总部设在美国纽约，其宗旨是维护人类社会的和平、安全、稳定、繁荣和发展。中国是联合国的创始成员国，也是联合国安理会的五大常任理事国之一。联合国在当今国际治理机制中扮演着核心和领导的作用。

在此次疫情防控过程中，我们听到最多的国际组织应该是世界卫生组织。世界卫生组织是联合国体系中的一个重要机构，它在性质上属于联合国下属的专门机构，总部设在瑞士日内瓦。世界卫生组织现在已经发展成为公共卫生领域最大的政府间国际组织，其宗旨是为"世界各地的人民创造更美好、更健康的未来"。因此，防治各种疾病，尤其是新型冠状病毒这样重大的国际传染病，属于世界卫生组织重要的职责。

根据《世界卫生组织宪章》，只有主权国家才能成为世界卫生组织的成员国。中国是世界卫生组织的创始成员国，而且中国和世界卫生组织之间有着特殊的历史渊源。

1945 年，世界各国政府代表云集美国旧金山，参加讨论通过《联合国宪章》的重要国际会议。在此次会议上，中国代表团的成员史思明先生注意到，《联合国宪章》没有提到卫生领域的工作，同时，在整个联合国的成立大会中，也没有关于在卫生领域成立世界组织的提议。出于其专业背景的敏锐度，他和巴西的代表联名提出倡议，即应当成立一个卫生领域的国际组织。这个倡议为后来世界卫生组织的成立起到非常重要的作用。

经过几年的努力，1948 年世界卫生组织成立，成为联合国下属的公共卫生领域的专门机构。我们知道，1971 年联合国大会通过决议，恢复了中华人民共和国在联合国的合法席位。1972 年世界卫生组织大会也通过决议，恢复了中华人民共和国在世界卫生组织的成员国地位，从此，中国和世界卫生组织之间展开了良好的、密切的合作。

在此次疫情防控中，世界卫生组织扮演了非常重要的角色，发挥着协调各国统一防疫抗疫的作用。前不久，世界卫生组织发布了防疫抗疫的时间线，可以简单梳理如下：世界卫生组织从 2020 年 1

月 1 日起宣布进入防疫紧急状态，组建管理支持小组；1 月 3 日起开始收到中国政府关于疫情发展的定期通报；1 月 4 日世界卫生组织立即向世界公开疫情相关的情况；1 月 5 日世界卫生组织发布了关于疫情第一期病毒暴发新闻，报告了武汉当地患者状况和公共卫生对策；1 月 10 日世界卫生组织在线发布了一整套综合性的技术指导方案，向世界所有国家提供如何发现、检测、管理潜在病例的建议；1 月 14 日世界卫生组织宣布新冠肺炎疫情构成国际关注的突发公共卫生事件。2 月 16 日到 24 日，世界卫生组织和中国派出联合考察团，前往中国北京、武汉等四座城市考察，并向世界公布了考察报告；3 月 11 日世界卫生组织评估认定新冠肺炎疫情被定性为大流行病。此后，世界卫生组织启动了一系列应对新冠肺炎疫情的资金募集计划、疫苗试验计划指导各国防疫抗疫。

从上述时间线中，我们可以看到，在全球抵抗新冠肺炎疫情的斗争中，世界卫生组织始终发挥着领导和统筹的关键作用，起到向世界各国及时分享疫情，为各国应对疫情提供技术、资金和专家支持的重要作用。同时，此次全球抗击新冠肺炎疫情的实践也表明，需要充分发挥世界卫生组织在国际公共卫生领域的领导和协同作用。面对新冠肺炎这样一种烈性传染性疾病，应该说，没有哪个国家能够以自己的力量应对。

第二，防治传染病的国际法规则。从某种程度上说，一部人类的文明史就是人类与疾病，特别是与传染病的抗争史。在一次一次与瘟疫的斗争中，人类付出惨烈的代价，也由此变得更加强大。14 世纪，欧亚两大洲鼠疫大流行，造成了空前的人员损失。由此，意大利威尼斯在 1348 年建立了世界上第一个卫生防疫站，颁布了第一部卫生检疫规章，亦即海员管理规定。防疫站的设立和海员管理规定的颁布，有效扼制了鼠疫的传染，被视为公共卫生领域国际法制度和规则的滥觞。

经过几个世纪的发展，尤其是 19 世纪以来，国际贸易迅速发展，交通日益便利，人员交往更加密切。传染病，尤其是烈性传染病在世界广泛流行，既往检疫规章已经不能适应新的发展情况。在这样的背景之下，许多国家为了防治疫情的传播，相继制定和完善了本国的卫生法律制度，并且从地区性的协调逐渐发展到国际的合作。1851 年，第一次国际卫生会议在巴黎召开，此次会议制定了《国际卫生公约》，这部公约可以说是人类历史上第一个严格意义上的全球性的公共卫生领域的国际条约，在国际法的发展历程中具有十分重要的意义。人类社会通过国际立法和国际合作的方式应对传染性疾病的手段和能力，也在不断地健全和加强。

当代公共卫生领域国际法的快速推进、完善和改革，主要得益于世界卫生组织。在 1948 年召开的第一届世界卫生大会上，世界卫生组织主持起草了《国际公共卫生条例》，并在 1951 年的第四届世界卫生大会上正式通过。《国际公共卫生条例》旨在取代之前的《国际卫生公约》和其他零散的一些国际规则，从而系统构建公共卫生领域，尤其是防治重大传染性疾病的国际法制度、规则和体系。《国际公共卫生条例》的宗旨是最大限度地防止疾病在国际进行传播，同时尽可能减少疾病干扰世界交通运输和经济贸易的发展。

此后，在世界卫生组织的协调下，《国际公共卫生条例》被不断修改、充实，并被改称为《国际卫生条例》。应该说，世界卫生组织成立以后，在其领导和协调下，通过国际卫生立法和国际合作方式协同全人类的力量与疾病进行斗争，人类进入新的历史纪元。

《国际卫生条例》最近一次修订是在 2003 年。我们知道，那一年暴发了"非典"肺炎疫情。"非典"肺炎疫情的暴发和国际流行让人类认识到传染病出现了新的发展态势，亟须修改既有的《国际卫生条例》。在那一年召开的第 56 届世界卫生大会上，各国把《国际卫生条例》的修订作为紧急事项加以讨论，并要求世界卫生组织秘书处加快相关修订工作。两年后，在 2005 年 5 月召开的第 58 次世界卫生大会上，修订后的《国际卫生条例》得以通过。2005 年版的《世界卫生条例》构成当下国际卫生领域国际法的主要渊源。2005 年版的《国际卫生条例》共分为十编、66 条，其主要变化如下：

第一，适用范围有所扩大，从之前的鼠疫、黄热病、霍乱三种传染病的国际的卫生检疫，扩展为全球协调应对构成国际关注的突发传染病，自然也包括此次的新冠肺炎疫情。

第二，它对国家以及地方应对突发公共卫生事件的监测能力和应对能力，以及机场、港口、陆路口岸相关建设提出明确要求。

第三，它要求各国及时评估突发公共卫生事件，并按规定向世界卫生组织通报和进行相关的信息公布。

第四，它赋予世界卫生组织相应的法定权限，使其可以按照规定的程序，确认是否发生了可能构成国际关注的突发公共卫生事件，并有权提出临时的和长期的应对措施的建议。

总之，2005 年版的《世界卫生条例》加强了世界卫生组织职权和责任，构成国际卫生领域，尤其是防治重大传染病的主要国际法的渊源。同时，我们也看到，在此次新冠肺炎疫情防治的过程中，中国履行了《世界卫生条例》规定的各项义务，与世界卫生组织进行了良好和密切的沟通。前不久，中国政府也发布了防疫国际合作的时间线。从中我们可以看到，2019 年 12 月 31 日，中国官方就向世界卫生组织通报武汉出现了不明原因的肺炎病例；2020 年 1 月 3 日起，中国官方就开始定期向世界卫生组织以及包括美国在内的相关国家及时主动地通报疫情信息；1 月 11 日，中国疾病控制中心将新冠肺炎疫情的全基因组序列上传至网站，向全球和世界卫生组织共享数据，这对世界各国共同防疫起到了非常重要的作用；1 月 23 日，中国关闭了离汉通道，并采取了一系列空前全面严格和彻底的措施。世界卫生组织也精确地记录了这个时间线。

此外，在 2 月中下旬，世界卫生组织和中国联合派出了考察组，前往北京、武汉以及另外两座中国城市考察；在我国召开的卫生部部长视频会议上，中国政府呼吁各方继续支持世界卫生组织发挥领导和协调的作用，积极展开国际的联防联控合作，携手帮助那些卫生体系脆弱的国家提高应对能力。

总之，当下国际治理机制和国际法可以用一句话来概括，那就是已经形成了以联合国为核心的国际体系、以国际法为基础的国际秩序。在公共卫生领域，在世界卫生组织的领导和协同之下，各国主要依据《世界卫生条例》，通过国际合作机制以全人类的力量应对新冠肺炎疫情。应该说，此次人类面对新冠肺炎疫情的国际合作的水平和协同能力比以往有了显著的进步；同时，我们也有理由相信，通过各国协调一致的努力，人类一定能，也一定会战胜新冠肺炎疫情，并由此变得更加强大。

三、中国是否真的像某些西方人士所言，需要为新冠肺炎疫情的国际蔓延承担法律责任？

进入 3 月以后，新冠肺炎疫情在世界以更快的速度传播和蔓延，尤其给美国和欧洲国家造成了很大影响。由此，在一些西方国家出现了一些声音，认为中国需要对此次新冠肺炎疫情的国际传播承担法律责任。这些声音可以概括为两个种类：第一，在美国，从 3 月开始陆续有美国人把中国诉至美国国内法院，要求中国因疫情给美国造成的损失承担巨额赔偿责任。美国个别州也提出了相关民事索赔的诉讼。第二，西方的一些人士，甚至是政界官员，提出要把中国诉至国际司法机构，让中国承担国际法上的责任。

中国是否需要对新冠肺炎疫情向国际蔓延承担法律责任？从国际法责任来看，可以肯定地说，在人类的法律史上，还从没有制定过因传染病的国际流行而要求某个国家承担赔偿责任的国际条约，也从没有发生过因此类事件而进行国际追偿的实际案例。道理不言自明：病毒不分国界，不知种族，它可能在任何国家出现；换句话说，疫情的暴发具有相当大的随机性和偶然性，不管疫情首先在哪个国家暴发，这个国家都不需要承担法律上的责任。

例如，人类历史上出现了多次世界性瘟疫，而其中有数次就首先在美国暴发，但我们从来没有听到有任何国家要求美国因此而赔偿。事实上，疫情最初的暴发国往往是病毒的最大受害者，也往往是防止疫情国际传播的最大贡献者。由此可见，病毒和传染病的特点，使得各国已经形成了共同利益和共同立场，那就是不应当为传染性疾病的流行寻求国际赔偿。所以，认为根据国际法中国有义务赔偿其他国家因新冠肺炎疫情造成的损失的主张，既不符合国际法，也违背了基本的科学常识。

此外，中国并没有违反相关的国际法，尤其是《国际卫生条例》。这一点，无论是从世界卫生组织发布的相关时间线，还是从中国政府发布的相关信息，都可以很清楚地看到，中国完全履行了《国际卫生条例》所规定的各种义务。事实上，对于中国有没有向世界卫生组织及时通报疫情，世界卫生组织最具有发言权。自今年1月以来，世界卫生组织的高级官员，包括总干事已多次表扬中国与该组织进行的及时的信息共享。

还需指出，在国际法上，一个国家如需为其行为对其他国家造成的损害承担赔偿责任，需要具备一个前提条件，那就是该国的行为与受害者遭受损害之间有因果关系。但面对新冠肺炎疫情的大流行，没有任何证据表明中国政府的行为同其他国家之间遭受的损失有因果关系。相反，很多证据表明中国政府的努力有效地延缓了病毒的国际传播。众所周知，1月23日至4月8日，为了扼制新冠肺炎疫情的传播，中国关闭离汉通道共计76天，我们为此做出了巨大的牺牲。国际社会普遍认为，中国以其自身的巨大的经济和社会的牺牲为代价，使新型冠状病毒向其他国家的传播速度减缓了至少2～3周。

也正因如此，世界卫生组织总干事谭德赛认为，中国强有力的措施为全球疫情防控赢得了时间；中国举国动员应对严峻挑战与巨大的牺牲，为全人类做出了贡献。所以，那些要求中国为本国疫情造成的损失承担责任的主张，不过是企图"甩锅"中国，推卸本国政府的责任。

国家主权是现代国际法的基本原则，这意味着未经一国同意，不得强迫国家在国际司法机构上出庭。因此，任何以新冠肺炎疫情为由，处心积虑将中国送至国际司法机构的企图注定都是徒劳的。综上所述，在国际法上，中国无须对新冠肺炎疫情的国际传播承担任何法律责任。

中国在相关国家的国内法上需要承担法律责任吗？截至目前，在美国已经发生了多起针对中国，要求中国政府为新冠肺炎疫情在美国造成的损失承担巨额赔偿责任的民事索赔案件。对于在美国发生的此类诉讼，法律专业人士普遍认为是典型的滥诉。

首先，这样的诉讼，挑战了中国的国家主权，违反了国际法上的国家及其主权豁免原则。这一原则是由平等者之间无管辖权发展而来的原则，得到世界各国普遍的认可。换句话说，中国免受美国国内法院的司法管辖，这是中国作为主权国家享有的国际法权利，而不是美国给中国单方面的恩赐或特权。所以，在美国国内法院诉中国或中国政府，明显挑战了中国的国家主权，违反了国际法上公认的国家及其财产豁免原则。

其次，也是很重要的一点，这些诉讼即便依据美国国内法，也无法获得法律上的支持。众所周知，美国在国家豁免问题上采取的是限制豁免论。所谓的限制豁免论，其核心是将国家行为区分为主权行为和非主权（商业）行为。国家的主权行为享有豁免，而国家的非主权（商业）行为则不享有司法豁免。在新冠肺炎疫情的防控过程中，无论是中国地方政府，还是中央政府所采取的各项措施，都是基于主权行为而展开的，与商业行为无关。所以，即便依据美国国内法，这些索赔诉讼也是没有法律依据的。

正是因为这些诉讼缺少法律依据，所以某些美国国会议员甚至动了临时修法的念头。虽然修法提案最终获得美国国会通过的可能性不大，但这些提案本身表明美国的某些政治势力在处心积虑地把疫情在美国的蔓延"甩锅"给中国。

这些企图通过法律手段要求中国赔偿新冠肺炎疫情国际蔓延的主张或者行径，不过是以法律为名展开的闹剧罢了。新冠肺炎疫情是全人类共同的敌人，在此危难时刻，各国应该团结一致，守望相助，如果责难他国，玩"甩锅"游戏，我想没有哪个国家会真正因此受益。

面对人类即将到来的后疫情时代，中国还需在实践中不断总结经验，具有更加宽广的国际视野。

第一，经过此次疫情的洗礼，中国应该继续坚定不移地维护以联合国为核心的国际体系，继续坚定不移地维护以国际法为基础的国际秩序，不断加强公共卫生领域的国际合作。事实上，新冠肺炎疫情再次彰显，在全球化挑战来临时，单个国家是不可能独善其身的。所以，在全球性危机中，必须加强而不是削弱国际治理机制，面对重大传染性疾病引发的国际公共卫生危机，必须加强世界卫生组织的协调、决策制定和资源配置能力。只有这样，人类才能更快地战胜病毒，并由此变得更加强大。

第二，此次新冠肺炎疫情迅速演化成国际危机表明，中国需要更加重视国际法在中国国家治理和参与国际治理体系改革中的地位，更加注重国际化复合型法律人才的培养，为中国即将到来的后疫情时代以更加积极的姿态参与全球治理，输入高水平的法律人才，提供高质量的法律智力支持。

第三，新冠肺炎疫情给全球化进程和中国社会经济发展带来了一些挑战，但中国推进改革开放的步伐不能停，中国融入世界和推动全球化深入发展的决心不能动摇。开放、合作、共赢符合世界经济运行规律的客观需要，全球化是生产力发展和科技进步的必然结果，符合全世界人民的共同利益，把新冠肺炎疫情简单归咎于全球化，既不符合事实也无助于疫情的解决。相反，新冠肺炎疫情表明，我们全人类更需要紧密团结，通力合作，这也凸显出党中央提出的构建人类命运共同体的重要性。

所以，在后疫情时代，中国应当更加坚定地捍卫和维护全球化进程，加快构建更加开放、包容和有活力的经济发展模式，构建开放共赢的国际合作模式，让世界看到中国坚定不移地推动改革开放的勇气、诚意与决心，为贸易自由化、经济全球化注入新的中国能量。

（该视频公开课上线时间为 2020 年 6 月 11 日）

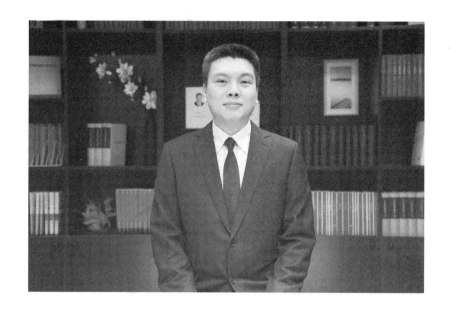

| 董　城 |

　　光明日报社主任记者、评论员，北京记者站副站长，兼任北京市习近平新时代中国特色社会主义思想研究中心特约研究员、北京大学青年理论骨干培养计划导师，入选北京市宣传文化高层次人才"百人工程"。在五四运动百年之际，被授予"北京青年五四奖章"。

　　主持"当代中国新的社会阶层研究"，获北京市哲学社会科学优秀成果奖一等奖。采写《马克思主义同中国实际相结合的历史性飞跃》《把握大国首都的时代方位》等重要报道和评论员文章，获第二十七届中国新闻奖二等奖，四次获首都新闻作品最高奖——北京新闻奖一等奖。担任《改革开放　关键一招》《壮丽 70 年　时间都知道》《思想的田野·北京篇》等三部重大理论专项暨大型政论片总撰稿，受众超过 2 亿人次。

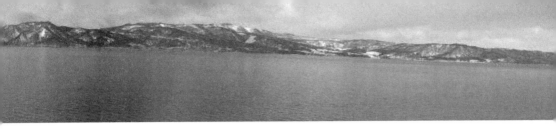

在新闻中读懂中国

◎董　城

　　新闻界有一句名言："历史是昨天的新闻，新闻是明天的历史。"读懂新闻，就是读懂明天的历史。

　　新冠肺炎疫情发生后，全国新闻舆论战线立即行动起来，一大批新闻工作者奔赴战疫一线，与广大医护人员、基层干部群众并肩作战，聚焦可歌可泣的先进典型和感人事迹，推出了一批影响深远的"硬核"报道，真实记录着这场惊心动魄的伟大斗争。

　　我想结合自己作为一名新闻记者的所见所思，和大家交流以下三个问题。

　　第一个问题，怎样通过主流媒体感知时代脉搏？

　　第二个问题，面对重重挑战，为什么中国战疫成功了？

　　第三个问题，"危"和"机"能不能转化、如何转化？

一、怎样通过主流媒体感知时代脉搏？

我所在的《光明日报》，有一个特殊的定位——党和国家联系广大知识分子的桥梁和纽带。在日常工作中，我经常到高校采访。同大学生朋友座谈交流的时候，大家总会不约而同地问我一个问题：在商业媒体、自媒体飞速发展的今天，主流媒体到底有什么存在的价值？

如果是短暂的交谈，我一般会推荐同学们关注《光明日报》的"两微一端"，告诉大家，在媒体融合发展的道路上，我们的主流媒体正在用一种蹄疾步稳的方式，努力适应今天传播形态、传播格局发生的深刻变化。

就拿我自己来说。疫情初期，我采写了一篇有关北京六旬老人手绘长卷致敬医护人员的小稿子，配了张图片。在《光明日报》官方微博发出后，在很短时间内阅读量就突破了 150 万；4 月 28 日，我在北京 171 中学蹲点采访，采写了一条只有 61 个字的新闻稿——《北京高三开学首日就上体育课》，配发了一段几十秒

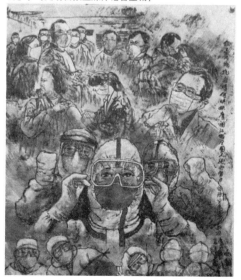

光明日报 认证
2-6 16:10 来自 微博 weibo.com

#用自己的方式助力防疫#【北京六旬老人手绘2米长卷 #致敬医护英雄#】一支1.0的签字笔，一沓速写纸，手边是一张张医务工作者奋战在一线的照片。67岁的北京画家王有民用他的画笔，勾勒出"最美逆行者"。日前，他完成了这幅宽1米、高2米的画作《众志成城抗疫情》。（光明日报全媒体记者董城）

的视频。结果我人还没离开学校，阅读量就突破了 30 万。

这些实践和成效，在过去的传统工作模式下，是不可想象的。新媒体的到来确实给主流媒体带来了很多挑战，但同时也孕育着更大的机遇。

特别是在疫情期间，各大主流媒体的影响力空前提高，相关报道被反复转发。这也是党的十九大以来，我们"加快推动媒体融合发展 构建全媒体传播格局"的一个真实反映。

今天，我想回归我们最传统的工作方式，从办报纸的角度，来解读一下主流媒体的价值。

我所选取的，是我们在日常工作中认为分量最重，也是最走心、最下功夫去打磨，但是很多年轻朋友可能并不太关注的一个观察对象，即报纸的一版，特别是一版头条。

在新闻界，大家都很熟悉一个词——"版面语言"。就是一篇文章，放在了报纸的一版，特别是放在一版头条，读者从位置上就能看出其重要性。发端自办报实践的"版面语言"，今天也被广泛运用到了各种新媒体之中，也就是首页、头条。

而像《人民日报》《光明日报》这样的党报，一版头条的重要价值，更是不言而喻。

党报党刊的"版面语言"，特别是蕴藏在一版、一版头条文章中的信息，在新冠肺炎疫情这样的重大突发事件面前，有着不可替代的重要价值。

事实上，越是在信息爆炸的背景下，主流媒体在舆论引导中的"压舱石""定盘星"作用就越为明显。

也可能有人不同意我的看法。比如今天，社会上有哪些新鲜事，翻一翻手机我们就都能知道，可能真没有多少年轻人通过看报纸了解信息。但是上周的今天发生了什么大事？上个月的今天又发生了哪些大事？我们去翻手机，一定会陷入海量的信息之中，雾里看花看不清。

关注主流媒体、阅读党报党刊，可以帮助我们很好地解决这个问题。

比如，在我们举办的"在经历中学习——疫情防控公开课"系列讲座中，很多专家不约而同地谈道，疫情中，面对复杂的国内外形势和各项严峻挑战，中国之所以能从一个胜利走向另一个胜利，首先得益于习近平总书记亲自部署、亲自指挥，得益于党中央的集中统一领导。

为什么得出了这样的判断？怎样理解这个判断的意义？这个判断是不是准确契合全国各族人民的真实感受？在我们的主流媒体中，在我们的一版头条上，都有着准确而生动的诠释。

下面我们一起来看几幅报纸的一版，来关注一下头条报道，看看它是不是能够清晰反映整个疫情的发展变化。

第一个观察节点，是 2020 年 1 月 25 日前后。此间正值新春佳节。大家可以清楚地看到，前后几天，报纸版面有着很大的不同。

前一个版面，大家感受到的，是我们熟悉的喜庆祥和的节日文化氛围。每年这个时候，我们的主流媒体都要开展"新春走基层"主题采访活动，聚焦各行各业为迎接新春佳节所做的准备，报道千家万户喜气洋洋过春节的场面。

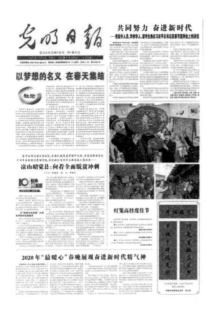

今天，我们已经熟悉了"暂停键"这个词。在采访湖北省沙市中学团委书记黄嘉懿老师的时候，她就说，"亲眼看着我们这么美好的城市，被疫情突然按下暂停键"。在国家大剧院采访时，看着空旷的剧场，艺术家们也说，我们的演出被突然按下了暂停键。

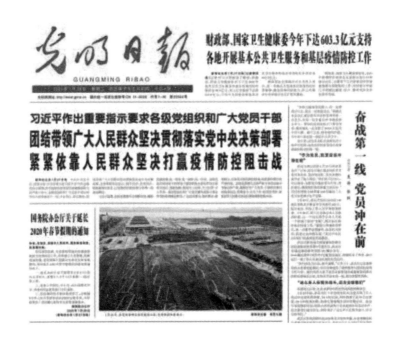

　　而后一个版面，大家会明显感受到气场的不同。我们的版面一下子变得严肃起来，从某种程度上说，甚至充溢着"战争"味儿。

　　农历正月初一，中共中央政治局常务委员会召开会议，专门听取疫情防控工作汇报，习近平总书记主持会议并发表重要讲话。

　　会议决定，党中央成立应对疫情工作领导小组，在中央政治局常务委员会领导下开展工作。党中央向湖北等疫情严重地区派出指导组，推动有关地方全面加强防控一线工作。

　　时隔数月，可以看到，这次会议以及会议做出的一系列判断、一系列部署，对于我们战胜疫情，起着至关重要的作用。

　　也正是在这次会议上，总书记指出，我们要面对的，是新型冠状病毒感染的肺炎疫情加快蔓延的严重形势。这是对疫情发展态势至关重要的一个判断。与此同时，"疫情防控阻击战"这个词，开始见诸报端。

　　我相信在当时，各级党员干部一看到报道，看到这些用词，瞬间就已经明白，我们将要面对的是什么。

　　第二个观察节点，是2月10日。习近平总书记在北京市调研指导新冠肺炎疫情防控工作。

　　总书记强调，当前疫情形势仍然十分严峻。他明确指出，湖北和武汉是疫情防控的重中之重，是打赢疫情防控阻击战的决胜之地；北京作为首都，做好疫情防控工作责任重大，决不能有丝毫松懈。

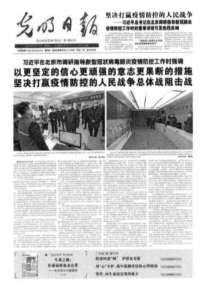
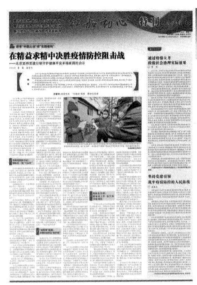

今天再来审视，一个湖北武汉，一个首都北京，确实在整个战疫的过程中，有着极端特殊的地位。

在这次报道中，对于战疫的定义，已经从"一个战"变成了"三个战"，也就是从疫情防控阻击战，变成了疫情防控的人民战争、总体战、阻击战。

这"三个战"的提法，深度契合当时我们的真实情况。当时的中国，全国各族人民，没有人是旁观者，大家都是主力军，都在为战胜疫情而战斗着、奉献着、牺牲着。在那个情况下，确实只有紧紧依靠人民群众，才能真正把疫情扩散蔓延的势头遏制住。

那段时间，我们主流媒体报道的视角，除了聚焦湖北武汉这个主战场、决胜之地以外，也开始更多关注整个社会面，关注社会治理的神经末梢，报道基层一线的防疫工作。

主流媒体报道了大量平凡的感动，无数首都高校学子，以各种形式化身为志愿者，参与其中。

我在采访雄安新区一名中学生的时候，她就说，爸爸每天去村口执勤，负责测体温，我就在家里画画、做小报，宣传防疫知识。在北京，有很多家庭是老少三代接力开展志愿服务工作，共同守护健康平安的幸福家园。

第三个观察节点，是 2 月 23 日。中央召开了统筹推进新冠肺炎疫情防控和经济社会发展工作部署会议。

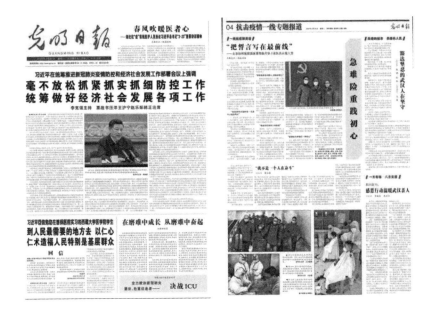

这次电视电话会议，也被很多网民称为"最强网课"。会议从中央直接开到县团级单位，共有 17 万各级党员领导干部，亲耳聆听总书记的重要讲话。

为什么这次会议不用发文件层层传达的方式，而是要第一时间让如此大范围的领导干部知悉？

我们注意到，总书记在会议一开始，就做出了关于疫情形势的判断，这句话是——当前疫情形势依然严峻复杂，防控正处在最吃劲的关键阶段。

我觉得，最吃劲的关键阶段，就是要和严峻复杂的疫情赛跑。当时，我们各个部门、各个地方亟须的，就是及时和中央精神"对标对表"。

总书记在这次会议上还反复强调了一个重要的"方法论"，那就是：抓实抓细抓落地。在最基层，广大干部们反映，这句话非常管用，一下子说到了在一线干工作的同志们的心坎儿里。

第四个观察节点，是3月6日。习近平总书记出席决战决胜脱贫攻坚座谈会并发表重要讲话。

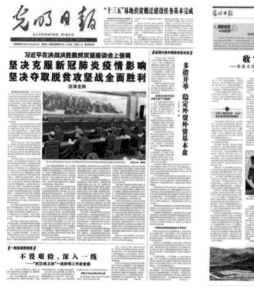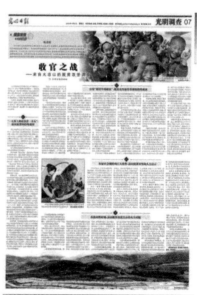

此前两天，也就是3月4日，总书记主持中共中央政治局常务

委员会会议时指出，当前已初步呈现疫情防控形势持续向好、生产生活秩序加快恢复的态势。

那么问题来了，在疫情防控形势已经持续向好之际，中央为什么要立即召开决战决胜脱贫攻坚座谈会呢？

党的十九大以来的每一年，全党全国，其实都有很多大事要办。

2017 年，党的十九大召开。

2018 年，是党的十九大开局之年，也是改革开放 40 周年。

2019 年，是新中国成立 70 周年。

2020 年，是决胜全面建成小康社会、决战脱贫攻坚之年，也是"十三五"规划收官之年。

2021 年，"两个一百年"奋斗目标的第一个百年——中国共产党成立 100 周年就要到来，几代人所盼望的全面建成小康社会，终将实现。

大家可以清楚地看到，每一年都极其重要，特别是 2020 年，这一年是承上启下的关键一年，任务尤其繁重。

在这个时候，我们遭遇了新冠肺炎疫情，在以举国之力打响一场疫情防控的人民战争、总体战、阻击战的同时，我们既定的目标还要不要完成？全世界都高度关注。

在这样的背景下，中央明确提出，要确保如期高质量完成脱贫攻坚任务，向党和人民交出合格答卷。其重要意义，是不言而喻的。如果用老百姓的话来说，就是中国共产党人说话，就一定算数。

第五个观察节点，是 3 月 10 日。这一天，习近平总书记来到了武汉。

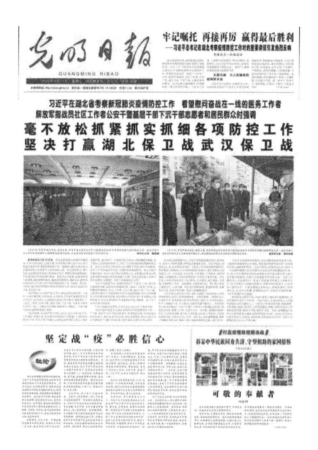

他强调，经过艰苦努力，湖北和武汉疫情防控形势发生积极向好变化，取得阶段性重要成果，但疫情防控任务依然艰巨繁重。

这真是一个让全国人民倍感温暖的时刻！武汉人民通过牺牲和奉献、坚持和努力，换来了疫情防控的积极向好态势，让全国全世界看到了武汉人民的坚韧不拔、高风亮节。总书记对武汉人民做出的重大贡献，给予了全方位的肯定。

　　总书记很动情地说，全党全国各族人民都为你们而感动、而赞叹！党和人民感谢武汉人民！

　　总书记对武汉人民的关怀是细致入微的，他很暖心地叮嘱有关方面，说武汉人喜欢吃活鱼，在条件允许的情况下应多组织供应。《光明日报》前方报道组就及时组织了一个整版的报道，在"两微一端"上同步推送，题目就叫《武汉人喜欢吃活鱼，活鱼来了》。

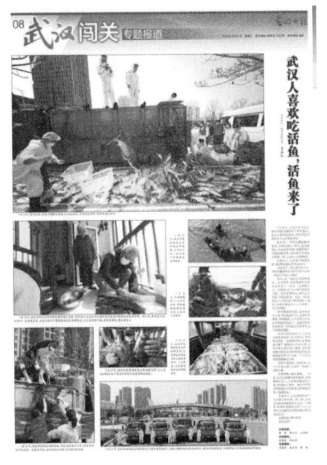

　　从此，湖北、武汉真是一天比一天好。直到 3 月 25 日零时起，

湖北除武汉以外地区解除离鄂通道管控；4 月 8 日零时起，武汉解除离汉离鄂通道管控。

至此，以武汉为主战场的全国本土疫情传播基本阻断。

这是一个历史性的时刻！

也是以此为标志，我们在与新型冠状病毒的交锋中取得了阶段性胜利，历经诸多艰辛之后，终于迎来春暖花开。

最后一个观察节点，是 5 月 8 日。中共中央在中南海召开党外人士座谈会，就新冠肺炎疫情防控工作听取各民主党派中央、全国工商联和无党派人士代表的意见和建议。中共中央总书记习近平主持座谈会并发表重要讲话。

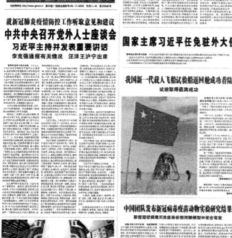

这是一次非常重要的会议，对于我国疫情防控工作进行了系统总结。

一是对形势的判断。一方面，武汉保卫战、湖北保卫战取得决定性成果，疫情防控阻击战取得重大战略成果，统筹推进疫情防控和经济社会发展工作取得积极成效。另一方面，境外疫情暴发增长态势仍在持续，我国外防输入压力持续加大，国内疫情反弹的风险始终存在。

二是肯定我国疫情防控工作。习近平总书记指出，面对突如其来的疫情，中共中央高度重视，坚持把人民生命安全和身体健康放在第一位，统筹全局、沉着应对，果断采取一系列防控和救治举措。对我们这样一个拥有 14 亿多人口的大国来说，这样的成绩来之不易！

我们现在写文章，经常会用到一个词，叫"顶层设计"。将疫情发生以来，一个个观察节点、时间节点汇总在一起，每个人都能够清晰地看到、深刻地体会到以习近平同志为核心的党中央在一个个关键时刻做出的顶层设计。

这也深刻说明了，我们为什么反复强调要增强"四个意识"、做到"两个维护"；深刻说明了，为什么要坚定"四个自信"，"四个自信"的源泉在哪里。

二、面对重重挑战，为什么中国战疫成功了？

大家知道，中国特色社会主义已经进入了新时代。我们取得了一系列历史性成就。

在这样的时代背景下，习近平总书记谆谆告诫全党，行百里者半九十。中华民族伟大复兴，绝不是轻轻松松、敲锣打鼓就能实现的。全党必须准备付出更为艰巨、更为艰苦的努力。

那个时候，我们怎会知道将要面对国内外哪些具体的重大的挑战？

所以，党的十九大报告做出的战略判断，确实印证了中国共产党长期以来不断深刻总结正反两方面的经验教训，始终在科学理论的指引下奋力前行。

党的十九大以来，习近平总书记围绕着可能发生的重大挑战，还做出过一系列重要论断。

在庆祝改革开放 40 周年大会上，习近平总书记强调，我们现在所处的，是一个船到中流浪更急、人到半山路更陡的时候，是一个愈进愈难、愈进愈险而又不进则退、非进不可的时候。

在京津冀协同发展座谈会上，习近平总书记强调，当前和今后一个时期进入到滚石上山、爬坡过坎、攻坚克难的关键阶段，需要下更大气力推进工作。

在纪念五四运动 100 周年大会上，习近平总书记指出，在实现中华民族伟大复兴的新征程上，必然会有艰巨繁重的任务，必然会有艰难险阻甚至惊涛骇浪……

这一系列的重要论述都说明，对于前行道路上可能发生的艰难险阻，党中央看得很清楚、认识很深刻。

那么问题来了，我们真的能够战胜前行道路上的这些困难和挑战吗？

其实，我们每一个人都曾听到答案，那就是 2019 年 10 月 1 日，习近平总书记在庆祝中华人民共和国成立 70 周年大会上所宣告的：今天，社会主义中国巍然屹立在世界东方，没有任何力量能够撼动我们伟大祖国的地位，没有任何力量能够阻挡中国人民和中华民族的前进步伐。

今天，我们站在湖北保卫战、武汉保卫战取得决定性成果，全国疫情防控阻击战取得重大战略成果的背景下，再来回眸疫情发生以来，在党中央坚强领导下，用一个多月的时间初步遏制了疫情蔓延势头，用两个月左右的时间将本土每日新增病例控制在个位数以内，用三个月左右的时间取得了武汉保卫战、湖北保卫战的决定性成果。

这确实是伟大的历史性成就。但是，直到今天，党中央依然高度重视"行百里者半九十"的问题。

在 2020 年 5 月 8 日召开的党外人士座谈会上，习近平总书记深刻指出，这次应对新冠肺炎疫情，暴露出我国在重大疫情防控体制机制、公共卫生体系等方面存在的一些短板，要切实提高应对突发重大公共卫生事件的能力和水平。他还强调，境外疫情暴发增长态势仍在持续，我国外防输入压力持续加大，国内疫情反弹的风险始终存在，并对于今后工作做出周密部署。

我们从中能够读出，疫情防控的"中国答卷"是多么精准、多么精彩。

说到这，我们要回到第二个问题上，为什么中国战疫成功了？

在中华民族筚路蓝缕的发展道路上，有一些挑战，是基于我们国家独特的历史、文化和国情而发生的，我们自己明白成功的"门道"所在，但是不太适合拿出来做比较研究。

但这次新冠肺炎疫情这个挑战，应该说是全世界各个国家共同面对的。如果说中国有什么不同，那就是我们率先遭遇，没有任何先例可循。加之中国的地域、人口特点，我们这张试卷的难度系数，确实非常高。

疫情防控全球阻击战开始至今，我们已经明显看到，个别西方大国做出了很多对他人、对自己都极端不负责任的举动。我们习惯说的上半场和下半场，为什么会有这样大的差别呢？

最根本的一条，还是中国共产党的领导和我国社会主义制度的优势发挥了无可比拟的作用。这表明，中国共产党的领导和我国社会主义制度、我国国家治理体系具有强大的生命力和显著的优越性，能够战胜任何艰难险阻，能够为人类文明进步做出重大贡献。

如果想要揭开我们的制度密码，也不用到哪个保险柜里去找，我们的制度优势，就明明白白写在中国共产党第十九届中央委员会第四次全体会议公报中。

比如，坚持党的集中统一领导；比如，紧紧依靠人民推动国家发展，坚持以人民为中心；比如，坚持全国一盘棋，集中力量办大事；比如，为构建人类命运共同体不断做出贡献；等等。

下面，我想通过战疫之中两个引发社会关注的热词，解读一下我们的制度优势。

第一个关键词，是中医药。

前不久，一位清华大学的研究生发微信问我，这次中国疫情防控，中医药的表现十分抢眼。网上也有人说，中医药在"非典"防治时就发挥了重要作用，但是没有引起社会的足够重视。怎样看中医药在此次疫情防控中发挥的作用，中医药在中国到底受重视还是不受重视？

疫情发生以来，《光明日报》组织了一系列报道和理论文章，包括《中国医道与天人合一》《以"中医＋"带动复合人才培养》《将中医药融入公共卫生应急管理体系》《中国共产党对中医药的保护传承与发展》等，仅仅从这些题目，大家就能够看到，实际上主流媒体是在从临床、制度、历史、人物等各个方面，系统反映中医药的巨大作用。

我们的中医药确实在此次战疫中大放光明。

有一道高考历史模拟试题上就讲，历史上，中医药就为中华民族繁衍生息、为人类生命健康发挥了重要作用，特别列举了中医防治时疫的一系列实践。

但是，中医药的命运是与中华民族的命运息息相关的。大约是从帝国主义用鸦片毒害中华民族的精神和身体开始，中医药因为种种原因逐渐被当时的统治阶级所抛弃。

直到新中国成立以后，中国的中医药事业开始苏醒过来，并经历了两次飞跃。

第一次飞跃发生在新中国成立初期，毛主席说，"中国医药学是一个伟大的宝库"，"我们中国如果说有东西贡献全世界，我看中医是一项"。

第二次飞跃，就是党的十八大以来，习近平总书记讲，中医药学是中国古代科学的瑰宝，也是打开中华文明宝库的钥匙。习近平总书记的重要讲话，不仅是对中医药学本身的高度重视，更深刻阐释了中医药和中华文明的深刻联系。

习近平总书记还曾将中医的基本原理应用到治国理政之中。

比如在讲党风廉政建设和反腐败斗争的时候，习近平总书记说形式主义、官僚主义、享乐主义等问题实际上是党内存在的突出矛盾和问题的突出表征。用中医的话来说，就是"肝风内动""血虚生风"。

在长江经济带发展座谈会上，习近平总书记说，治好"长江病"，要科学运用中医整体观，追根溯源、诊断病因、找准病根、分类施策、系统治疗。

从这些事实我们不难看出，如果不是党的十八大以来，党中央对于中医药事业发展做出的一系列战略部署，中医药不会在这次疫情防控中准备得这样充分，发挥这么大的作用。

第二个关键词，是思政课。

最近一段时间，《光明日报》收到了不少来稿，全国各个高校都在不约而同总结思政课在疫情中发挥的巨大的育人作用。

将疫情防控实践带入思政课堂，率先在北京发端。元宵节刚过不久，我就来到了位于中国人民大学的北京高校思政课高精尖创新中心，观摩了4位思政课教授领衔的"云上备课"。

我到现在都还记得清华大学马克思主义学院院长艾四林教授的开场白，他说，全国同行大家好，作为一位湖北黄冈籍的思政课教师，我要向家乡人民表达敬意，向奋战在教育一线的思政课教师表达敬意。

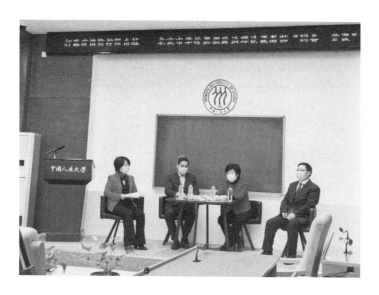

那一次领衔"云上备课"的4位教授我都很熟悉，他们在平时更多是结合学术专长，选择有个性的题目来讲。而这一次，4位教授领受的任务，却是面向全国同行讲授"马克思主义基本原理概论""中国近现代史纲要"等4门最基础的本科生课程。

这个组织形式就说明了，"云上备课"的根本目的，在于及时指导广大思政课教师将疫情防控的生动实践转化为鲜活课堂，让思政课教学第一时间服务于疫情防控大局。

我记得中央财经大学冯秀军教授讲道，在战疫中，14亿多中国人万众一心，创造了一系列的中国速度、中国奇迹。这一切深刻印证我们课程第三部分要讲的内容——中国精神。言简意赅的话语，彰显了思政课直指人心的巨大作用。

就是那一次，全国有10多万用户观摩了这节特殊时期特殊的思政课。对于很多新媒体来说，这可能不是什么了不起的数字。但是我们通过大数据分析比对后发现，这10多万受众，绝大多数是全国各大高校的思政课专职教师、辅导员和班主任。可以想象，他们参加"云上备课"之后，再将这些思想精华运用到自己的思政课堂上，将产生多么巨大的辐射效应，全国会有多少学子从中受益。

疫情发生以来，从国家教育主管部门到基层学校、一线教师，都在围绕思政课开展诸多创新和实践。

我亲自参与的，冰心先生母校北京市 166 中学的一堂云上思政课，两位大学博士生导师进行点评，4 000 多家长、学生同步收听；北京景山学校党总支与清华大学马克思主义学院以党内联学的方式，组织大学的研究生党员、中小学的教师党员同上一节思政课；北京大学、南昌大学、湖北省沙市中学、雄安新区雄县中学四校 7 000 多名党员、团员以一堂思政课为纽带，深入学习习近平总书记给北京大学援鄂医疗队全体"90 后"党员重要回信精神，共话青年的时代责任。

那么问题又来了，为什么今天我们大中小学的老师和学生能够以思政课为纽带坐到一起，共同开展学习交流呢？

我想，最主要的原因还是党的十八大以来，党中央对立德树人这一教育的根本任务的极端重视。全国教育大会、全国高校思想政治工作会议都对上好思政课这一育人环节中的关键抓手提出了明确要求。

2019 年 3 月 18 日，习近平总书记主持召开了学校思想政治理论课教师座谈会。总书记指出，在大中小学循序渐进、螺旋上升地开设思想政治理论课非常必要，这是培养一代又一代社会主义建设者和接班人的重要保障。总书记强调，要把统筹推进大中小学思政课一体化建设作为一项重要工程，推动思政课建设内涵式发展。

从高校思政课到学校思政课，一字之变，就把青少年阶段这一人生的"拔节孕穗期"整个贯通了，使得大中小学以思政课为纽带，共同讲好、上好一堂人生大课。

用好思政的"盐"，讲出真理的"味儿"。

一年以来，北京各个学校围绕"怎么讲"，推"有料有效"的思政金课；聚焦"在哪讲"，创情景式学习新模式；关注"谁来讲"，让有信仰的人讲信仰。这使得思政课风生水起，在战疫之中获得了青年学生的广泛认同，凝聚起了巨大的思想力量。

从中医药到思政课，看似毫不相干的两个领域，在疫情的背景下相聚到一起，竟然能够揭示出共同的答案。

这个答案是什么？我想就是习近平新时代中国特色社会主义思想彰显出的真理的力量。

习近平新时代中国特色社会主义思想是21世纪的马克思主义、当代中国的马克思主义，这个结论是从哪里来的？

我想是因为习近平新时代中国特色社会主义思想为我们社会发展中的一系列重要问题指明了方向，并在指引治国理政的实践中做出了必要的制度安排，所以值得我们各行各业、每一个人去认真学习和体会，"对标对表"。

最后，我们不妨思考一下，中医药和思政课真的没有交集吗？

答案其实是否定的，中医药和思政课不仅有交集，还能产生难以想象的化学反应。

早在 1841 年，马克思在自己博士论文的献词中就曾写道："精神就是您所信赖的伟大神医。"了解中医的朋友一定很熟悉这句话的内涵。因为它和中医药学的基本观点、基本思想是一致的。

目前，没有任何文献记载马克思阅读过中医文献，接受过中医治疗。但是马克思主义哲学又在对人的生命的认识、对万物本质的认识、对人与自然关系的认识以及一系列辩证思维的方法论上与中医药学相通相应。

北京中医药大学专门开设了一门叫《中医药与中华文明》的思政课，每次上课总是一座难求，该课程广受追捧。

这无疑说明，博大精深的中华文明，以及我们对于中华文明给予的高度重视，也是中国能够成功的重要原因。

三、"危"和"机"能不能转化、如何转化？

从辩证唯物主义的视角看，机遇与挑战并存，希望与风险同在。

坦率地说，面对新冠肺炎疫情带来的巨大挑战，能够克服一系列不利影响就已经非常了不起了，我们还能从中找到发展的机遇吗？

2020 年 3 月 29 日至 4 月 1 日，习近平总书记在浙江考察时就曾指出，危和机总是同生并存的，克服了危即是机。

下面，我还是想从我在采访工作中的一些真实体会出发，讲三个具体的领域化危为机的故事。

一是社会治理中的化危为机。

2020 年 3 月 10 日，习近平总书记在湖北武汉考察时首次提出，要树立"全周期管理"意识。"全周期管理"很快引起了社会各界特别是知识界的高度关注，被认为是城市治理的一把新钥匙。

近期，我们在采访中也发现，很多地方充分利用近年来城市治理体系现代化已经取得的成果，坚持从短板和弱项入手，为城市治理固本强基，努力探索超大城市现代化治理新路子。

新冠肺炎疫情发生以来，筑牢社区防线始终是北京防疫工作的重点和难点所在。之所以说是难点，是因为北京作为全球公认的超大城市，城市治理面对的各种问题，确实非常复杂。

就北京市范围内的单位和社区而言，基本涵盖了我们能够想到的所有形态，既有中央单位又有驻京部队，既有驻外使馆又有企业总部，既有大中小学又有剧场剧院，既有机场车站又有宾馆医院，既有科技园区又有乡村农田，既有高档社区又有老旧小区……

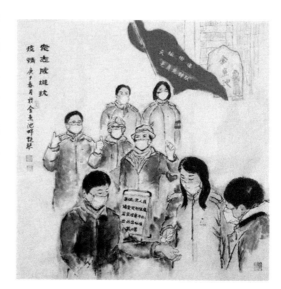

在服务对象如此多元的现实情况下，要将各项防疫工作部署落实到每一个社区、每一个乡村、每一个企业、每一幢楼、每一个单元、每一个家庭、每一个人，难度之大，可想而知。

我在北京市东城区蹲点调研时就发现，能否迅速在基层一线筑牢防线，直接决定着首都核心功能区战疫的成败。

我们知道，防疫工作说一千道一万，必不可少的，是人力的投入。有限的干部队伍和无限的防疫工作之间，确实存在巨大的鸿沟。

就在方方面面都需要人的关键时刻，一个群体逆行而至、脱颖而出。这个群体，就是社工人员。疫情发生以来，"东城社工"引起了首都各界的极大关注，成为继"朝阳群众""西城大妈"之后，北京又一个响亮的群众自治品牌。

说起东城社工，老百姓各有各的比喻。有人说他们是"小巷总理""胡同管家"，是社区"追光者"；也有人说，他们是"百变大叔""万能大姐"；还有人说，他们除了是"宣传员""解答员""防控员"外，还是"理发师""程序员""粉刷匠""跑腿侠"……

我在采访中发现，当我们觉得疫情防控可能要进入疲劳期的时候，社工队伍的精神状态越来越好，参与其中的人越来越多——既有中央和北京市级、区级党政机关的党员干部以"双报到"的形式来到社区值守，也有大批居民、自由职业者自愿前来报到，后来很多外国人也加入到志愿服务中。

在这个过程中，我们过去不认识的人，熟悉了；我们长期进不去的门，敲开了；我们一直以来不太摸得清的很多底数，摸清了。

那么问题就来了，这样有担当的群体，到底是管一时的，还是能管长远？随着采访的深入，我发现，这确实不是偶然的。

2019 年，做好新中国成立 70 周年庆祝活动的筹备和服务保障工作，是北京市贯穿全年的工作主线，也给首都人民留下了终生难忘的记忆。当时，北京市提出了一项工作标准——"精益求精、万无一失"。

在疫情中，很多基层干部群众说，"精益求精、万无一失"的作风，已经被大家自然而然用到了疫情防控各项工作中，成为一种行动自觉。还有老百姓说，这是对"首都首善""首善标准"新的诠释。

这背后，无疑是北京从顶层到基层，长期以来都在不断深化着对"建设一个什么样的首都、怎样建设首都"的思考和实践，都在把习近平总书记强调的"抓实抓细抓落地"的要求真正地贯彻下去。

东城社工实际上是实现了变"你们的事"为"自己的事"，必然会在推动疏解非首都功能、治理"大城市病"、提高城市发展水平与民生保障服务中，不断发挥辐射带动作用。

北京作为特大型城市，全周期管理的难度之大在世界范围内十分罕见。但这也说明，发端自北京的生动实践，带来的示范意义可能也同样巨大。

从实际成效来看，这显然是一次化危为机的生动实践。

二是教育发展中的化危为机。

疫情发生以来，教育始终牵动着千家万户的心，教育事业发展也面临着前所未有的挑战。

北京市有关方面透露，新学期被疫情推迟后，"12345"市民热线接到的涉及教育的群众诉求，较以往增加了很多。

简单地说，就是学生该上学的时候开不了学；老师离开了学校和教室，从面对面指导学生变成了通过网络关爱学生；家长自己处在复工复产的起步阶段，还要全天候照顾孩子的居家生活。

疫情给教育工作，给家校关系、师生关系、亲子关系都带来了巨大压力。

教育工作，能够实现化危为机吗？

在疫情中，北京市教育主管部门启动了一项名为"双特战疫"的专项工作。"双特"指的是北京市中小学校的特级校长和特级教师。

1月26日，北京市宣布延期开学以来，一支由93名特级校长和近800名特级教师组成的团队就迅疾成立起来。他们在教育主管部门的组织下，逐一解答家长的问题，服务全市数万教师，及时研发学生居家学习生活方案。

这样一个机制，其实是借助战疫，解决了两个教育系统长期想解决但是一直没很好破解的难题。

一方面，北京市评出的特级校长、特级教师，都是全市基础教育战线最优秀的杰出代表。过去，这些校长、老师只是管理一所学校，指导某个学科的教学。范围大一点的，也就是领衔一个名校长或是名师工作室，带几个徒弟，把经验传下去。从全市范围来说，这部分优秀人才的辐射作用，发挥得还不够大。而这一次，一大批特级校长、特级教师直接参与事关教育发展的市级决策，优秀人才的智力优势得到了充分彰显。

另一方面，我们的"12345"市民热线接到的事关教育工作的来电、诉求，并不完全是政策层面的，很多问题很专、很细，涉及具体一个学科的问题，涉及家校关系、师生关系、亲子关系中的细节问题。这些个性化诉求被转到教育主管部门之后，并不是单纯靠行政力量就能够很好地解决的。

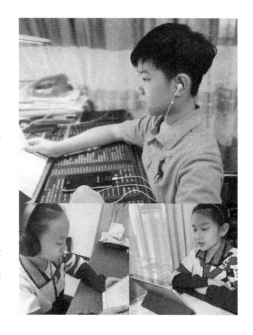

这时候，我们的特级校长、特级教师，能够从自己的工作特长出发，为市民提供很有针对性的解释和服务，再通过我们的主管部门、主流媒体发布出去，成果就会很明显。

这是"抓实抓细抓落地"的生动反映。

北京市在推动党建引领"12345"市民热线"接诉即办"的基础上，又提出了"未诉先办"。要求各个单位要下先手棋、打主动仗，不要等市民真有问题了再去解决。

这个要求其实是很高的，依托"双特战疫"机制，这么多一线的管理者、教育者同教育主管部门一道研判问题，关口前移，有效地将大量群众关切的问题化解在萌芽之中。

现在，这个诞生于疫情之中的"战时机制"将成为一个"长效机制"，一直服务于北京全市的教育事业发展。

同样，这又是一个生动诠释"危和机总是同生并存的，克服了危即是机"的真实案例。

三是新闻舆论工作中的化危为机。

作为一名党报记者，我还想说说新闻舆论工作在疫情中的巨大变化。

近4个月来，我们新闻舆论战线一个深切的感受是，在战疫的过程中，主流媒体的影响力、公信力得到了极大提升，全媒体传播格局进一步完善；整个新闻记者队伍受到了精神洗礼，践行"脚力、眼力、脑力、笔力"的本领和水平不断提高。

习近平总书记曾经说过，做好党的新闻舆论工作，营造良好舆论环境，是治国理政、定国安邦的大事。实践证明，面对突如其来的新冠肺炎疫情，新闻舆论战线确实在治国理政、定国安邦中发挥着巨大作用。

在化危为机中，主流媒体都强化了哪些优势呢？

第一个优势，是一锤定音。

主流媒体最重要的任务，就是反映中央精神。今天，了解党中央的声音，学习习近平总书记的重要讲话精神，最快速、最直接、最准确的途径依然是主流媒体。特别是在信息爆炸、多元复杂的情况下，在基层一线亟待和中央精神"对标对表"的关键时刻，主流媒体传播"最强音"的职责使命得到了极大强化，主流引领能力空前提高。

第二个优势，是同频共振。

主流媒体不仅原汁原味地反映中央精神，还在深入学习领会的基础上，通过新闻报道不断深化全社会对中央精神的认识。

习近平总书记做出打赢疫情防控阻击战的决策，我们第一时间刊发评论员文章《坚决把党中央关于疫情防控决策部署落到实处》；当全国人民都在为武汉加油的时候，我们向前方派出多批特别报道组，组织了《武汉，我们都在这里》《这一刻，我们向武汉进发》《我是党员，我先上》等"武汉闯关"系列报道；当中央部署统筹推进疫情防控和经济社会发展工作时，我们马上开设"疫情不改中国经济基本面""来自重点工程一线的报道"等系列专栏；当脱贫攻坚战打响的时候，我们组织了"来自大凉山的脱贫攻坚调查"，开设"决战决胜脱贫攻坚·啃下最后的硬骨头"专栏；等等。

第三个优势，是彰显特色。

我们的主流媒体，在传播形态、受众定位上实际是各有侧重的。比如《光明日报》，是一张思想文化大报，以知识分子为受众对象。自然而然，《光明日报》的记者在日常工作中和知识界、文化界联系较为密切。疫情发生以后，我们在忠实践行党报使命的基础上，也在不断发挥自身的优势，写出有特色的报道。

比如，习近平总书记高度重视疫情防控科研攻关工作，专门到清华大学医学院考察。我们推出了《大学之用 此刻彰显》这样的重磅报道。为什么报道大学相关情况的时候，《光明日报》比较快？比较深入？主要原因还是我们长期耕耘于此。

在战疫中，我们不仅采写了《文艺界以作品持续驰援抗疫》的新闻侧记，还在一版推出了《那些汇聚起来的力量》《白衣天使在作战》《守护苍生——记战"疫"中的钟南山》等报告文学作品。这些，都是《光明日报》的特色所在。

近期，当国际上出现不负责任的西方政客"甩锅"中国的时候，我们又创设"光明国际论坛笔会"专栏，邀请国内外知名专家，特别是国外高端学者撰写有思想深度的文章，聚焦"人类命运共同体·疫情将如何改变世界"，动员知识分子读者成为重点作者。

在疫情中，主流媒体化危为机的实践还有很多。特别是，我们着力解决了传统媒体和新媒体"铁路警察各管一段"的问题，不再提"主流媒体所属的新媒体"这个概念，而是讲今天的主流媒体就是包括新媒体在内的全媒体，我们的记者只要从事新闻采访活动，就同步生产适合各类传播形态的全媒体新闻作品。

在疫情中，化危为机的案例数不胜数。特别是在加快科技发展、推动产业优化升级方面，无数"黑"科技已经应用到疫情防控的长效机制中；"带货""直播"，正成为消费新宠；创意性文化产业，正驾云而来；一批高质量的慕课、微课，助推"学习的革命"。

2018 年，我在创作通俗政论片《改革开放 关键一招》的时候，曾经写了几个共产党人的故事。有和老乡分一条棉被的红军女战士，有县委书记的好榜样焦裕禄，有河北农大教授李保国。当时我曾经担心，这些共产党人，都是已经牺牲了的，这样的故事会不会离今天的年轻人太远了？

2019 年，我亲眼看到了无数"80 后""90 后"倾情投入庆祝新中国成立 70 周年的庆典，他们甘洒汗水，为祖国的腾飞而由衷骄傲。

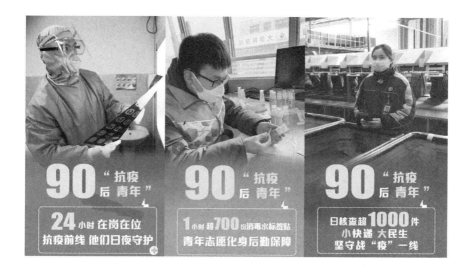

特别是疫情发生以来，一大批"90 后""00 后"成为最美逆行者中的一员。在全国 4.2 万多名驰援湖北的医护人员中，就有 1.2 万多名是"90 后"，其中相当一部分还是"95 后"甚至是"00 后"。

习近平总书记说，青年一代有理想、有本领、有担当，国家就有前途，民族就有希望。我们中华民族的复兴伟业，不正是在一代又一代人的薪火接力之中，才得以实现的吗？

我想，必须肩负的时代责任和"青年兴则国家兴，青年强则国家强"的时代之声，正历史性地交汇在一起。

读懂中国，对于今天的年轻人来说，是怎样强调也不为过的大事。我们每个人都应该在为人民服务中茁壮成长、在艰苦奋斗中砥砺意志品质、在实践中增长工作本领。

在准确感知时代中投身这个伟大的时代，这其中，负责的媒体、优质的新闻作品将始终伴你前行。

（该视频公开课上线时间为 2020 年 6 月 12 日）

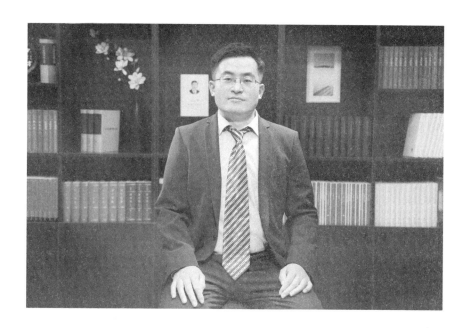

| 陈培永 |

　　山东单县人，哲学博士，北京大学博雅青年学者，马克思主义学院副院长、研究员、博士生导师。教育部"青年长江学者"，马克思主义理论研究和建设工程首席专家。

在全球战"疫"中看自由、人权与民主的中西方理解差异

◎陈培永

　　新冠肺炎疫情在全球蔓延，中国战"疫"在比较短的时间内即取得重大战略成果，但仍遭到一些西方媒体和政客的指责，其编造的理由是中国以专制、集权的方式侵犯自由和人权。然而，在国外疫情越来越严重的时候，我们也不能理解，一些西方民众还是不戴口罩，还要去集会，甚至还要走向街头抗议，打着的旗号也是自由、人权、民主。为什么会出现如此互相不能理解的情况？不能排除国家与国家之间的经济利益较量、制度与意识形态对立的因素，也不能排除西方国家长期抱有偏见，利用疫情大打"政治牌"、"甩锅"中国、散播种族主义观念的原因。除此之外，还有对自由、人权、民主的中西方理解差异的问题。全球战"疫"无疑为我们比较中西方社会的自由、人权、民主观提供了富有说服力的论据材料。比较不是目的，目的是要回答在今天的中国和世界我们需要什么样的、应该构建什么样的自由观、人权观、民主观。以下结合疫情，分别提出与这三个范畴相关的几个问题，并谈谈自己的理解。

一、疫情之下谈自由：要求戴口罩是侵犯自由吗？

（一）自由值不值得如此大讲特讲、如此受到推崇？

在西方，答案是毋庸置疑的。西方民众对自由的推崇可能在我们很多人看来是无法接受的，自由似乎已经成为一种信仰，成为一种终极价值。从他们参加集会、参加游行示威、拒绝戴口罩、反对社交距离等问题上就可以看出来。

这里确实有中西文化在对待自由方面的不同。有人认为，中国和西方"文化确实不同"，西方人自由惯了，中国人听话，没有自由的传统；而且，即使在今天，讲自由也是有问题的，会被人认为是个人主义、自由主义的，与主流意识形态相冲突。自由在中国确实没有在西方那样被推崇，但我们不能说中国人不讲自由，也不能认为一讲自由就是自由主义。马克思主义最终追求的就是大多数人的自由而全面的发展，自由也是社会主义核心价值观的一部分。有自由主义的自由，也有马克思主义的自由；有个人主义的自由，也有集体主义的自由。

关键不在于是否应该谈自由，而在于应该怎么谈自由。我们不能看到西方媒体以自由和人权来批判中国，就反感谈自由；看到西方自由观的问题和缺陷，就一味批判自由的虚伪性和欺骗性。我们不能放弃"自由"这一价值理念本身，应该思考何谓真正的自由、如何追求自由这样的问题，如何让自由理论获得更多人的认同，并有助于推进人的自由和全面发展。

（二）自由仅仅只是个人的权利，还是应包含责任和义务？

西方民众所讲的自由实际上主要是指自由权，是个人自由的权利，这也是自由主义一直所主张的。自由主义有一个前提预设，那就是每一个人自然、天然地都是一个"个体"，个人的自由、生命、财产神圣不可侵犯，相对于国家、政府拥有本原和终极目的的地位，具有无以超越的最高价值，国家或政府只不过是个人利益实现的条件和手段，其存在的合法性应以保护个人的自由、权利和利益为依据。

自由之所以深入人心，一个很重要的原因，是它被当成属于每个人的、不被侵犯的纯粹的权利。主张自由，最主要的针对对象就是国家权力，其最积极的价值就在于能够遏制国家权力对个人的侵犯和干涉。在人类社会历史上，这种追求对于最终战胜君主制、特权制，对于保障个体权利不被权力随意剥夺，有着极为重要的意义，在今天必须给予充分的肯定。

当然，对个人自由权利的过度强调，也会带来一定的问题。一方面，不利于社会的集体动员，不利于社会整体力量的发挥。在新冠肺炎疫情中，民众以妨碍个人自由权利的名义反对抗疫举措，导致抗疫效果大打折扣。另一方面，也可能导致一些个人对他人、对社会不负责任，从心底里排斥一切规范规则。自由因此成为个人任性、随意的正当性外衣。能够明显看到，一些人口中所谓的自由，就是不论何时何地，他们想做什么就做什么，任何事都不能成为侵犯他们自由的理由，包括应对新冠肺炎疫情。

在中国讲自由，不会只讲个人的权利，一定会同时讲责任和义务。一个人只讲自由的权利，这样的价值观是被鄙视的。人之为人，为社会人，为各种各样的社会关系中的人，必须面对家庭、集体、国家、社会，必须遵守法律、道德、责任、义务甚至传统观念，所谓对自己负责，也要对他人负责。在中国，这句话能够被广泛认同，那就是：只谈个体权利、不讲或少讲对他人和社会责任的自由，不可能是被认可的自由。当然，也正因如此，对一些人而言，可能会感觉背负更多的生活压力、人际关系压力。这也是一些人认为中国人的生活受到太多牵绊、没有西方民众活得洒脱的原因。

（三）自由是天然存在的，还是靠后天积极争取的？

如果把自由理解为一项权利的话，它应该是天然存在的，至少会被理解为人出生时就被赋予的，正所谓"人生而自由"。问题在于，人生而自由，这句话不过是一种观念，人从出生起就不自由，因为来到这个世界上就是被动的，不是你自由选择的。自由不是本来就存在的东西，不是天上掉下来的馅饼，它是需要我们去争取的。如果认为自由本来是属于我们的，是不能被别人拿走的馅饼，就必然会把自由理解为消极自由即免于被剥夺的自由，谈论自由主要的任务就是避免它被侵犯、被剥夺。在应对疫情过程中，大多数人能够认可，为了战"疫"可以暂时牺牲自己的自由，暂时让渡一部分自由；也有人包括一些哲学家认为，即使在这个时候，也不能暂时让渡，一点自由也不能放弃。

我们可能也会认可为了自由而暂时牺牲自由。其实，这还是假定我们曾经拥有自由，自由是先天的存在，是实体性的存在。其实，从来就没有一些人所设想的那种完全意义的、脱离现实的、抽象的先天自由。自由实际上是一种行动，人类一直是在不自由因素中争取自由，在必然性的各种关系中争取自由。自由本身因"不自由"时刻存在才有意义，才不是抽象的。我们在每一个时刻都在争取自由，都在对抗让我们不自由的因素，而新型冠状病毒只不过是具有更大影响力的"不自由因素"。就此理解，抗疫采取的举措不是要暂时牺牲自由，而是我们一直在进行的争取自由的努力的体现。也只有如此理解，我们才能认识到，配合隔离是积极自由的表征，反对隔离其实只是一种消极自由。

（四）如何处理好个人自由与他人自由、社会自由的关系？

每个人都要自由，你也要自由，我也要自由，对自由的理解不同、要求的自由也不同，这就必然涉及个人与他人的自由的关系问题。在这次疫情中，就有愿意戴口罩的社会成员的自由和不愿意戴口罩的社会成员的自由的冲突。在平时状态下，戴不戴口罩是每个人的自由，戴与不戴，互不影响，互不干涉，很容易处理。但在病毒传染的社会背景下就并非如此。你有不戴口罩的自由，但如果你不戴口罩，可能会侵犯到其他人的自由，甚至整个社会上人的自由，这个时候一个人还享有不戴口罩的自由吗？就此而言，自由的限度在于，不能侵犯他人的自由，如果需要他人承担后果和损失，那这种自由就不再是被认可的、真正的自由。

因此，自由绝对不是赋予每个人自由权利的事情，不是人的权利不被侵犯那么简单的事情。马克思写过一句很精彩的话："如果我们的自由历史只能到森林中去找，那么我们的自由历史和野猪的自由历史又有什么区别呢？"自由必须在与他人的自由、与社会的自由发生关系时才有意义，一个人的自由因此必须考虑到其他人的自由、社会的自由，这样我们谈论的才是人的自由，才不是"森林中的野猪的自由"。西方自由论并没有处理好这个关系，归根结底是因为它过度地强调个体自由的优先性。在中国，倒是不存在这个问题，因为我们实际上有社会自由的考量，考虑到如何更好地保护更多人的个人自由，不容许一个人或少数人的自由给社会自由带来损害，当然我们需要考虑的是避免个体的自由在社会集体的名义下受到侵害。

事实证明，对个人自由的过度强调往往通向极端的、狭隘的利己主义，导致一些人把他人、社会、政府当成个体自由实现的障碍。所以，那种在集体名义下侵犯个人自由的极端集体主义是必须批判的，而那种把个人利益推崇到极致的极端个人主义、狭隘利己主义也是应该批判的，同过度的集体主义会侵犯个人自由一样，过度的个人主义、利己主义也会侵犯个人自由。个人与他人、与集体、与社会是会出现矛盾的，但这并不是说摆脱他人、摆脱社会就能获得个人自由，个人自由还是要在社会中实现、在与正确处理他人的关系中实现。

（五）自由仅仅是属于哲学的、涉及价值观念的范畴吗？

过度地强调个体自由，还会导致自由的追求与科学对立起来。我们知道，对付新型冠状病毒最行之有效的方法，就是避免接触、保持社交距离、戴口罩，就是"待在家里闷死病毒"，这是科学，但有些人却认为"封城"、隔离等措施是对自由的侵犯。实际上，"封城"、隔离与自由有关联，但关联不大，与科学的关系倒是更密切。

违背科学讲自由，只能是反智的自由。戴口罩这个问题，需要争论的不是自由价值是否被侵犯，应该争论的是是否尊重科学。我们不能仅仅把自由当成哲学价值观，不能只信自由的哲学，不信自由的科学。在这一点上中国民众值得点赞，我们相信科学措施，尊重钟南山、张文宏等专业人士的建议，做到了科学地追求自由。

二、疫情之下谈人权："权"更重要还是"人"更重要？

人权和自由经常是放在一起说的，在武汉刚开始"封城"的时候，西方媒体往往提的就是这种举措侵犯自由和人权。在西方国家疫情没有暴发的时候，这种说法显得义正言辞，一下子站在了道义的制高点。但当西方遭遇疫情的时候，尴尬的事情就发生了，被它们看来侵犯人权的事情，它们全都做了，当然不再谈论或者很少再谈论中国的人权议题。有网友说："封城"，人权没了；不"封城"，人全没了。这句话实际上是对西方把"封城"、隔离这些正常的抗疫措施当成侵犯人权的嘲弄。不过也容易产生误解，好像"封城"真的就是不要人权了。我们应该强调，隔离恰恰是保护人权的切实举措，它不是与人权对立的措施。

（一）人权属于国家内部议题还是跨国议题？

长期以来，西方国家讲人权都不是只在国内讲，不是只针对本国民众讲，其人权一直被赋予"国际范"，是超越国家的。美国一直自诩为"人权卫士"，强调"人权大于主权"，动不动就对别国的人权状况指指点点。甚至有些美国民众也相信美国有义务并且有能力维护别的国家的人权。关于中国应对疫情措施的反人权言论，只不过是这种套路的延续。讲别的国家的人权，如果是出于善心或是对于别的国家解决人权问题有促进作用也还好，就怕目的不纯，把人权当成工具，不仅不能推进其他国家人权事业的发展，反而阻碍这些国家人权问题的解决。事实说明，超国家的人权，必然沦为政治的工具，成为不分青红皂白攻击别国的"政治牌"。

中国谈论人权问题，并没有将其当成国际议题，反而强调人权事业必须按照各国国情和人民需求加以推进。但面对美国长期以来对中国人权状况的指手画脚、说三道四，国务院新闻办公室也发表了《2019年美国侵犯人权报告》，对美国侵犯人权的实况进行了揭露。这说明没有一个国家在人权保障上是至善至美的、无懈可击的，用更大的精力解决本国的人权问题才是正道，总是操心别的国家的人权状况，不仅对其他国家人权事业发展无济于事，对本国的人权事业发展也毫无裨益。应以合作促发展，以发展促人权，而不应通过打"人权牌"实现自己的政治意图。

（二）"权"更重要还是"人"更重要？

可能大家觉得这不是个问题，道理太简单了，当然人更重要，没有人，哪有人权？没有人，讲人权有什么用？但仔细琢磨一下会发现，西方讲"人权"，其实更重视的是"权"而不是"人"，更重视的是赋予每个人权利，并不重视或不在乎到底有多少人实际上能够享有这个权利。现实的悖论正是，法律或许没有给你很多的权利，但你却有可能实际享有很多的权利。反过来说，法律或许给你很多的权利，但你不一定就能够享有这些权利。在疫情中，西方国家也同样赋予了被感染者以及有可能被感染的人同等的自由权利，而至于他们能不能被检测，有没有钱去检测、去治疗，社会能不能提供给他们足够的医疗用品，这些问题就被隐藏在背后了。

人和权的关系处理不好，就会出现要么"为救人就得牺牲权利"，要么"追求权利就救不了人"的思维难题。不讲人而讲人权，忽视以人的存在为前提的人权，会让一些政府在保障权利的名义下，为不能救更多的人而脱责，会让民众把一些人的死亡看得没有那么重要。这就是为什么英国的群体免疫政策被提出后，在本国产生的质疑还没有在中国产生的质疑大的原因。西方民众还在"政府应该把救人看作第一位"与"应该把保障权利或人权看作第一位"之间犹豫，他们很多时候更看重的还是政府要保障权利，主要是自由权利。这种看重权利而不看重现实的人的人权观，也会造成一种严重的后果：把本该由国家、政府承担的责任放在个人身上，由个人来承担风险。

对比来看，中国是明确先讲人再讲权的，而且我们认为，没有人空讲权，是没有意义的。疫情暴发的时候，人就是人权，我们会努力保证人活着，不管什么人，老人、年轻人都会尽最大的力量去救，这个救治的过程本身就是捍卫人权的过程。中国政府也因此承担了更多的责任，它不仅保障权利，还要拯救人；不仅提供个人自由权利的保障，还要从根本上解决那些无法享受权利的现实个人的生产和生活难题，包括健康和生命难题。

（三）在人权中，自由权和生命权哪个更重要？

西方国家的人权理论，不仅制造了人和权的区分，还给不同的

人权进行了排序，那就是把自由权、隐私权看得更高，忽略或贬低
生命权和健康权。需要思考的是，自由是人权，那么健康和生命呢，
是否是人权？如果都是的话，当两种权利冲突的时候，哪一个更应
该被看重？我们看到，西方民众在强调自己自由权、隐私权的同时，
忽略的或贬低的恰恰是自己和他人的健康权与生命权。他们会说出
这样的话："虽然他感染了，但是他获得了不戴口罩的民主和自由；
虽然他的身体病了死了，但他的精神是独立和自由的。"实际上，对
政府来说，给所有人以自由的权利，更容易实现，但让尽可能多的
人拥有健康权和生命权，却并不容易实现。在疫情中，政府必须把
让人活下来作为人权的重点，要解决让大多数人活下来的问题，要
去克服这个难题，而不是狭隘地把自由权看成唯一人权，为不能保
障健康权和生命权而找到理想借口。

疫情面前，没有什么比挽救生命更重要。健康权和生命权是最
基本的人权，中国是把生命安全和身体健康放在第一位的。这与中
国一直强调的坚持生存权和发展权是首要的基本人权是一致的。在
疫情期间，健康权、生命权就是最实实在在的人权，也是最大的人
权。不能认为中国的抗疫措施是对人权的背叛，而应该认为这恰恰
是捍卫人权本身的有效行动。如果我们认为健康权和生命权也是人
权，而且是第一位的人权，那么也就能够理解隔离并不是对人权的
侵犯，而是对人权的保障。

（四）究竟应该如何理解人权中的"人"？

中西方关于自由和人权的理解差异，最终体现在对"人"的理
解差异上。在西方的观念中，人首先是个人，作为个体存在。这是

一个无须多想、自然而然、亘古不变的道理。西方的自由观、人权观甚至民主观、法治观都是建立在对这个"天生个人"的设定的基础上。我们当然不能否定个人的存在，而且现代社会必须建立在对个人、对个体权利的保障的基础上。

但我们不能天然地设想人自然就是独立的、自由的，这样做只会把个人从日常的现实生活中抽离出来，从而使人陷入抽象的个人论之中。实际上，只有在艺术化的作品中，我们才会看到像孤立的鲁滨孙似的个人——那个独立的、孤立的因而也是抽象的主体，而在现实生活中根本不存在这样的人。无前提的、不受任何条件制约的、绝对独立的个人"始终是一个虚幻的形象"，在现实生活中根本不存在。

在中国人的观念中，人是个人，但也是在关系中的个人，在共同体中的个人。人的自由、人权，不是通过保障个体权利就能实现，一定要在理顺关系中，在真正的共同体中才能实现。我们讲人权，讲自由，都不能忘记讲社会关系，讲共同体，讲国家，讲民族，讲集体。个人是社会中的人，只有在社会中才可能打造出自由的个人，才能实现具体的人权。

三、疫情之下谈民主：讲集中就不民主了吗？

西方社会对中国长期以来存在偏见，认为中国不是自由民主的国家。在疫情刚刚暴发的时候，一些西方媒体武断地得出结论，认为武汉"封城"是专制，是在侵犯自由和人权。在新型冠状病毒全球传播、西方国家普遍陷入困境后，一些国家的媒体和政客又咬定是中国的制度造成地方政府隐瞒病毒信息，导致疫情在全球范围扩散。而中国抗疫的成功，对一些西方民众而言，是因为威权国家在应对病毒危机上更有优势，西方国家作为自由民主的国家，现在应该考虑的是如何在避免威权、集权的基础上有效地应对危机，以证明自己制度、体制的优越。在国内也有与之呼应的观点，有些媒体和西方媒体一样，强调西方政府抗疫不力是因为其民主体制无法形成强有力的国家力量，中国成功抗疫则是因为特有的"举国体制"，这种举国体制在一些人看来就是集权体制。实际上，中国与西方国家绝不是集权与民主的区别，只是民主政治发展道路不同；根本不存在集权和民主之分，而只有不同的民主观的差异。

（一）民主只有一种还是有多种？

西方社会的普遍共识是，民主只有一种，那就是西方式民主或欧美式民主（尽管这些国家本身也不同，但基本上都互相承认彼此的民主国家地位）。如果还有另外一种的话，那就是仿照西方民主的其他国家建构的民主。从这一点上倒是可以看出它们的民主自信。西方国家就像申请到了民主的专利，认定自己是民主的化身："我所在处就是我的民主，你认为我的民主不好，那你就是不民主。"其他国家就这样分分钟被开除了"民主籍"，像中国这样的国家天然地被认为是非民主国家，但凡与社会主义、共产主义有关的国家，在民众的印象中都不是民主国家。也就是说，在判定哪些国家是民主国家的时候，西方国家的民众是不民主的。而且，在它们看来，不民主的国家无论做什么都是不民主的，这就像给一个国家贴了一个不民主的标签，判了死刑，剥夺民主权利终身，无论这个国家经过多少年变化，无论怎么改进，它们只认这个标签。"我说你不民主，你就是不民主，没有人比我更懂民主。"它们不能认同中国的抗疫成功，一个很重要的原因也是不能接受中国的制度与西方制度在文明方面平起平坐，它们需要为自己的包括民主制度在内的所有制度进行辩护，对它们来说，病毒事小，中国事大，承认中国制度、承认中国，比新型冠状病毒本身还要可怕。

同一个民主理念，不同的民主实践。那么多国家，都讲同一个民主的理念，但民主的实践、民主的制度设计、民主的政策安排，应该是不同的。正所谓君子和而不同，天下美美与共。民主不是王子手里的高跟鞋，只有灰姑娘可以穿。我们普遍不会认为民主"只此一家别无分店"，不会认为民主是千篇一律、可以归于一尊的，不会说有一种放之四海而皆准的民主国家评判标准。我们从来不认为自己的民主是最好的，是适用于其他所有国家的，其他国家应该依据本国国情、经济发展状况、历史传承、文化传统等探索民主政治发展道路。我们也不会骄傲地认为自己的民主制度已经完善了，已经不需要再发展了，反而一直强调要借鉴国外政治文明有益成果改革创新。我觉得，那些能够认识到自己不足不断追求学习、改变的国家才会有更大的进步，反倒那些整天骄傲地自诩自己制度完美并且优越于其他一切国家的国家，必然逐渐丧失从别国的实践中学习进步的能力，最终在自我满足中停止前进的步伐。在这个问题上，我们恐怕要向西方国家学习一种精神，那就是对本国民主制度及其未来发展的自信。

（二）民主议程中的政治权力一定是恶的吗？

在西方，普遍认为，讲民主必须限制、约束政治权力，政府也被设定为恶的，是必要的恶，成为不少人眼里"喷着火的恶龙"。所以，批判权力、批判政府成为一种绝对的"政治正确"，而且只要是批判，不管批判是否正确，都是"有理"的。因为政府是必要的恶，是随时可能会走向不民主、侵犯自由的力量，所以，西方社会一定支持的是有限政府、小政府，不管政府好不好，只管让它小、让它有限，让它不干涉、不扩张。而国家力量一旦扩权，有强大的国家、强大的政府，就会被认为是不民主的。在新冠肺炎疫情发生时，有人看到的是：政府权力增强了，一些游行者就提出警惕法西斯主义的抬头。无论政府权力做得好还是坏，都假设它是坏的、恶的，都持一种批判的态度。权力永远是坏的，从根上就坏了，它只会留一个好的皮囊，里面的血肉实际上都是坏的，这是权力本恶、永远恶的先天设定。

这其实涉及如何看待政治权力的问题。追求民主不能设定权力必然是恶的，人类社会在进步，权力本身却停滞不前，这怎么可能？我们当然可以批判权力、反思权力，但不能先天就设定权力是恶的，而且是恒恶的，戴着这样的有色眼镜会让我们在对权力的批判和否定中，丧失对政府积极作用的信任，导致人类社会在新冠肺炎疫情及类似这样的事件暴发的时候难以应对。对权力有怀疑也得有信任，没有必要的信任，就无法整合出强大的力量。

中国式民主没有超验地设定权力是恶的，是永恒的恶，反而强调好政府，相信一定有好的政府，要努力打造好的政府，人们不是很关心政府是小政府还是大政府，弱政府还是强政府，有限政府还是无限政府，他们关心的是好的政府还是坏的政府，关心的是如何成为一个好政府。我们相信权力会成为公权力，相信权力的监督和制约能够成就好的权力。所以在关键时刻能够建立对权力的信任，也因此能够在关键时刻依靠党和政府进行整合，共同战胜疫情。

（三）民主是手段还是目标本身?

把民主看得非常重要，很有可能带来一种结果，那就是把民主看作目标，导致出现为了民主而民主的情况。在西方社会，我们会发现有这种倾向，形式上的民主很重要，只要程序民主了、形式民主了，不管结果如何，不管有没有、能不能办成事。经常出现民主过程让人满意但结果难遂人愿的状况，每个人参与其中，当然应该满意，但结果又与自己的参与无关，不过这时候已经没有人关心结果了。

这种形式上的民主的价值在于确实能让不同人的声音都发出来，能实现各种意见的彼此交流。但问题是不以解决问题为目的的民主，也很容易走向民粹主义，走向谁有钱、谁有资本谁就能做真正的主宰。而且，它也无法解决效率低下的问题，还会导致没有人为做出的错误决策负责，容易出现互相推诿、抹黑对手的状况。到现在，无论是美国还是其他西方国家的领导人，没有一个人因他们处置不当而造成疫情在本国的大流行被问责。我们会发现，总统是可以和制度分开的，他们可以去批判总统个人，但不会去质疑民主制度本身，不去想想正是自己的民主制度选举出来这样的总统。

在中国，我们强调的是，民主必须是管用的民主，我们追求的是让民主来解决问题，注重民主的结果、成效。为了解决问题，以解决问题为导向，就不能讲民主大于一切，就必须把民主和领导力量、依法治国结合起来，追求党的领导、人民当家作主、依法治国的统一。实现三者的统一，能最大程度解决西方国家选举政治的弊端，避免过度依赖形象包装，不顾国家长远发展、轻许承诺，相互制衡导致政治效率低下，党派博弈激烈而造成社会分裂等局面的出现。

中国的集体领导体制、官员队伍的精英化水准、政令自上而下的有效贯彻、层层历练的选贤任能等，都得到了大家的认可。而且，中国的制度设计并没有给资本提供操控权力的通道，而西方国家已经完全给资本进入政治提供了合法性，造成资本成为公权力背后的"垂帘听政者"，失去了规制与驾驭资本逻辑的根本力量。没有人会否定民主的理念本身，人们质疑的不是民主的理念而是民主的具体实践，民主的难题不在于让人们接受这个理念，而在于如何落实到实践中，如何让民主服务于现实的政治生活、社会生活，不能陷入为了民主而民主的境地，将本来很有效的国家治理方式以不民主的方式一概予以拒斥，进行批判。

（四）追求民主就一定要反对集中吗？

讲民主必须要反对专制、集权，因此民主的对立面是专制、是集权，这并没有问题。有问题的是，在追求民主的过程中过度强调分权，把所有集中社会力量、进行社会动员的做法都看作集权，都表示反对。在西方，也应该包括中国，有观念把"集中力量"和"集权"画上等号，听到集中就批判，听到民主就推崇，认为讲集中实际上就必然会不顾民主法治，破坏程序正义。在这种观念看来，这种集中还是民主不够彻底的表现，还是不相信民主的表现，这种集中很容易沦为集权，很容易吞噬民主。

我们认为，民主的对立面是专制，是集权。但我们强调民主集中制，强调集中力量办大事。民主是为了保障大家的意愿，集中是为了解决效率低下，解决可能出现的大多数人没有主见、没有远见而被误导的问题。集中应该作为民主的一部分。事实胜于雄辩，防控新冠肺炎疫情，为"集中力量办大事"很好地正名。再去怀疑或否定这一优势，难再有理直气壮的理由了。我们应该看到，总有一些事情需要集中力量。集中的力量归根结底是团结与合作的力量。而且，一个国家不是想集中力量就能集中力量的。我们能够做到集中力量，是有制度保障的。集中完全可以按法律来、按制度来。实际上，集中力量的内含之意就是以民主与法治的方式集中，任何为了集中而置民主与法治于不顾的做法都是与之相违背的。

我们把民主作为一种制度。讲制度，就有好制度与坏制度之分，关键是应该坚持用什么样的标准来评判制度的好坏。现在还有些人认为，欧美国家制度有多好，我们国家制度有多差，殊不知，早就陷入一种思维误区，那就是以西方的标准来评判中国制度，而且是以想象中的完美西方制度为标准来评判。这其实也跟西方民众一样，也是用西方的标准来评判中国的制度。制度是自己的制度，不是别人的制度，别人的制度再好，在中国也会"水土不服"，况且西方的制度并不是尽善尽美的，以西方的标准来评判中国制度的优劣，怎么可能会有道理？说一种制度好，不是看这种制度宣传得好、包装得好，也不是看它在其他国家运用得好、发展得好，而是要看它是否与这个国家的历史传承、文化传统、经济社会发展水平相适应，是否能解决本国的实际问题，能带来自己国家的进步。正所谓"不要看广告，要看疗效"。

（该视频公开课上线时间为 2020 年 6 月 15 日）

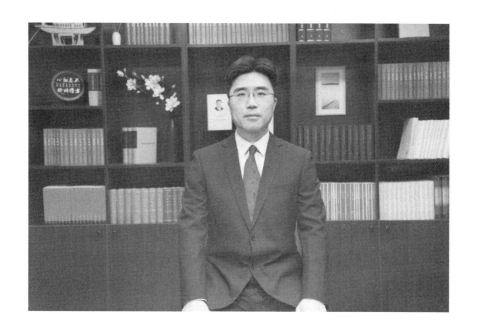

| 刘　壮 |

2004 年毕业于首都医科大学临床医学系，现任首都医科大学附属北京友谊医院重症医学科副主任、副主任医师，危重症医学博士，中华医学会重症医学分会青年委员，中国病理生理学会危重病医学专业委员会青年委员，英国重症监护国家审计和研究中心访问学者。

2020 年 1 月 27 日至 3 月 31 日参加北京市援鄂医疗队赴湖北武汉协和医院西院区开展医疗救援工作，并担任医疗队医疗组组长。工作期间，主持推进隔离病区改造，牵头制定质量安全核心制度，开展医疗质量管理联合巡查，坚持科学防治的原则。在武汉期间，医疗队共收治新冠肺炎患者 345 人，重型及危重型患者占 88%，220 名患者经过治疗康复出院，全体 138 名医疗队员零感染。

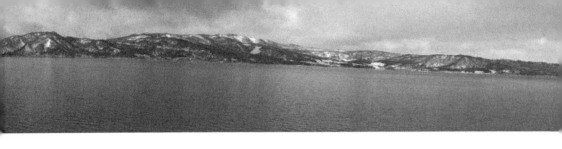

在抗击新冠肺炎疫情的战斗中历练和提高

◎刘　壮

　　2020 年冬春交替的时刻，在辽阔的荆楚大地上，勇敢的中国人民与突如其来的新型冠状病毒展开了一场没有硝烟的残酷战斗。来自全国的 4 万多名医疗队员与武汉人民共同连续奋战，书写了中华民族凝心聚力、共抗疫情的感人诗篇，深刻展示了祖国的强大和人民的团结。作为 4.2 万名支援武汉的医疗队员之一，我有幸亲自参加了抗疫救援工作，见证了这场伟大的人民战争的胜利。

　　2020 年 1 月 27 日晚，我接到紧急任务，跟随北京市援鄂医疗队奔赴武汉战场，在国家卫健委和湖北省抗疫总指挥部的领导下，开展新冠肺炎的防控和救治工作。在华中科技大学附属同济医学院武汉协和医院西院区（简称"协和西院"）战斗的 65 天里，138 名医务人员共同克服了重重困难，与武汉当地的医疗队员携手，竭尽全力救治每一名新冠肺炎患者，一战到底，全胜而归。

一、三个 24 小时，北京医疗队打响了救援工作的第一枪

在接到抗疫救援工作任务后，北京市援鄂医疗队在 24 小时内完成组建。全体 138 名医疗队员，由来自北京市卫健委、医管中心及 13 家市属医院，急诊、呼吸、重症医学、感染、肿瘤、中医、结核病等 7 个专业的医务人员及医政管理人员组成。集结完毕后，他们乘坐国航的飞机在 1 月 27 日 23 时 40 分抵达武汉天河国际机场。

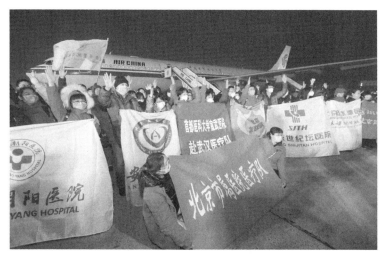

1 月 27 日，北京医疗队集结出发前

在到达武汉的第一个 24 小时内，医疗队就与协和西院完成了工作交接。当实地考察病房环境的时候，队员们发现协和西院经过临时改造的"隔离病房"没有清晰划分出三区两通道的空间，不符合呼吸道传染病隔离病房的标准化建制。面临这种紧急情况，医疗队员争分夺秒，迅速提出二次改造建议，起草改造图纸，现场与施工人员沟通改造细节。经过全体人员的努力，8 小时内就完成了对污

染区的封堵，并开辟出新的半污染区，畅通了患者和医务人员通道。同时，在每一个区域都张贴了进出隔离病房的流程图和标准的穿脱防护服标识，这样能最大程度避免医务人员在工作中交叉感染。

兵贵神速，在到达武汉的第二个 24 小时，北京医疗队在做好一切准备工作之后，就率先打响了第一枪，开放了 12 楼西第一个病区，开始接诊新冠肺炎患者。接诊首日，就是一场遭遇战，短短的几个小时内，先后收治了几十名新冠肺炎患者。而且大部分是重型或者危重型患者。不少病人到达病房就处于抢救状态，所有的队员都克服了巨大的心理压力，充分发挥了各自的专业优势和特点，利

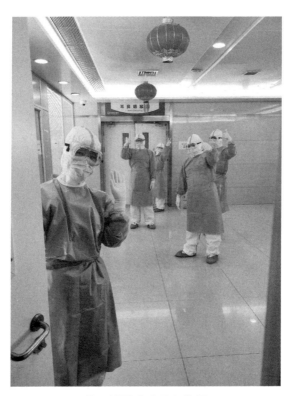

第一批医疗队员上战场

用当时具有的一切抢救设备，全身心救治、接诊每一例来自武汉不同区域的新冠肺炎患者。开诊第一天，医疗队收治了一位青年女性患者。刚到病房的时候，病人非常紧张，呼吸频率异常快，病情危重。当时送她来的家人跟医生一再嘱托，希望能救活她。病人和家属恳切而期盼的眼神，让在场的所有医务人员都感到身上所肩负的沉甸甸的责任和随之而来的压力。医疗队员们在对患者进行治疗的同时，又要做好患者和家属的心理疏导，确保所有人都能够踏实下来，配合接受每一步的治疗方案。

二、团结一致发挥专业优势，始终坚持科学防治原则

战斗打响后，配合北京医疗队开展工作的协和西院的医务人员，来自不同专业、不同科室。其中，绝大部分缺少诊治呼吸系统病例以及处理危重型患者的临床经验。如何在这种紧张、复杂的环境下，综合协调、整合不同医院、不同专业的医疗队员，合理排班，规范统一院感防护，共同应对疑难病例的救治，是医疗队首先要面对的挑战。

为此，医疗队根据队员们的执业范围和专业技术特点，先后组建了 3 个治疗组，选派各病区主任和病区护士长，分别带领 12 名医生、36 名护士同时开展医疗工作。同时，为保证医疗质量的同质化，执行病区主任负责制，统一制定班次时间，根据救援任务不断改变，先后进行了 5 版排班表的调整和动态实施。每个病区也根据自己收治病人的情况和危重程度，动态调整医生和护士排班，确保治疗的连续性和科学性。

在特殊时期，医疗队根据国家卫健委颁布的 18 项医疗安全核心制度，结合战时的临床工作特点，制定了 9 项协和西院北京医疗队临时医疗质量安全核心制度，这是确保医疗质量安全的重要前提。此后，随着国家卫健委新冠肺炎救治方案的不断更新，医疗队在临床实践工作中，对医疗工作流程和核心制度也不断进行动态更新和调整。随着病区规模的逐步扩大和收治患者数量的逐步增多，重型和危重型患者的比例逐渐升高，确保医疗工作运行安全有效、规范实施每一项医疗核心制度，是质量管理的核心要点。

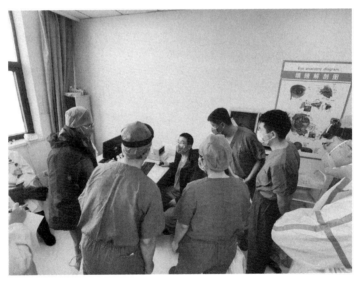

医疗队员早交班

医疗队在制定值班和交接班制度的时候，充分考虑医生工作班次的时长、不同专业医务人员的配合，动态调整排班制度，细化每一次交接班的内容。同时，规范了三级查房、疑难病例讨论、危重型患者抢救，以及病人转诊的流程和要点。根据工作需要，医疗队建立相应的管理组，包括医疗组、护理组、院感组等，这些管理组会定期进入隔离病区内，开展医疗安全巡查工作。主要工作是查阅病例书写以及科室质量管理记录的情况，参与各病区的疑难病例和死亡病例讨论。一旦发现问题，现场反馈，并形成书面报告向全队下发，要求每个病区根据问题限时整改。随后，管理组还会对问题改进的效果进行跟进，确保在医疗质量控制的过程中，实现闭环管理，确保核心制度能够有效实施。

在 65 天的工作里，协和西院的功能职责定位发生过几次改变。最初医院被指定作为收治新冠肺炎患者的定点医院，之后又被定为重型患者的救治定点医院，任务是集中收治 800 名重型和危重型新冠肺炎患者，这对医疗队又提出了新的挑战和课题。队员们顶住压力，院感组率先提出病区功能调整的意见，并被医院采纳。在到达武汉的第 5 天，就连续开放了 3 个病区；接诊的 6 天里，累计收治的患者突破百例。

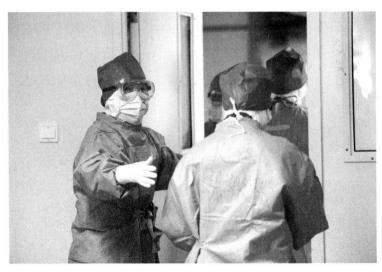

护理队员进入隔离病房

在救治工作中，不同岗位、不同专业的医疗队员围绕病人开展不同的工作，特别是重症医学专业的队员主动承担危重型患者的救治工作，为患者实施空肠营养管的置入，采用俯卧位机械通气的方式救治严重呼吸衰竭的患者。根据患者的病情变化，及时测定呼吸力学参数，动态调整呼吸机参数设置，开展床旁重症超声检查，集中开展重型转轻型患者的肺功能康复训练等。这充分展示了北京医疗队危重型病人救治和综合管理的水平。其中，有两个病例的治疗过程值得思考和总结。

病例1是一位35岁的女性患者，既往体健。发病后，肺炎进展迅速，住院后很快出现了严重的低氧血症，合并休克，呼吸衰竭，病情危重，需要紧急抢救，但在普通病房不具备气管插管和应用呼吸机的条件。在紧急情况下，医疗队立即联系了协和西院的重症监护病房（简称"ICU"），在第一时间把病人转到ICU。在ICU里，来自广东医疗队的医生护士们夜以继日地守候在病人床旁，争分夺秒地为患者建立人工气道，使用呼吸机协助患者呼吸，为患者的全身组织供氧。同时，在多方协调下，组织全院的力量进行多学科联合会诊，确定各器官的保护支持治疗策略。经过所有人的不懈努力，最终这个病人在经历了十几天的严密监护和治疗之后，病情稳定，再次转回北京队的病房。当医护人员再次见到这名患者的时候，她的脸色晦暗，显然在经过疾病的打击后，能量消耗巨大，各器官功能都受到损伤，病人的自身免疫力、营养都处于不良状态，虽然病情稳定了，但患者的机体功能恢复还需要一段时间。医疗队组织专家为患者制订了营养支持和康复训练计划，每天都有专门的医护人员为患者进行心理疏导，帮助这位患者重树信心。最终病人病情好转，在医疗队返回北京之前，已经基本达到了出院标准。对这名患者的成功救治，让每一名队员相信，针对新冠肺炎疫情虽然没有特效药物，但是只要大家尽己所能，充分发挥现有的一切救治方法，大部分病人还是有机会康复的。同时在整个救治过程中大家更加感受到团队协作的重要性，全体队员的信心更足了。

病例 2 是一名 58 岁的男性患者。这位患者刚到医院时也是病情危重，继发早期呼吸衰竭，必须戴面罩吸氧，并给予高流量氧气吸入，才能够维持最基本的生理需求。由于疾病的折磨，这位患者从住院一开始就非常焦虑，产生了恐惧甚至是绝望的心理，对每一项治疗措施都心存疑问，不断呼叫医护人员，偶尔也会提出一些非理性的问题。面对病人的失常情绪，队员们不但没有放弃，反而是非常耐心细致地跟病人讲解每一次病情变化的原因，每一次治疗调整的必要性，病区主任和护士长查房时更是亲自给患者讲解，用亲身经历鼓励和引导患者配合治疗。最终，用爱心和真情感动了患者。随着病情逐渐稳定，他的心理危机也得到了缓解。在医疗队返程前的最后一次查房和交接班的时候，他紧紧握住医生的手，不断地重复说："是你们救了我的命，真的感谢北京来的医生们！"

通过以上两个病例的救治过程可以看到，在治疗过程中，医疗队员在想尽一切办法挽救患者生命的同时，也在用真情实感帮助患者释放心理压力，缓解焦虑情绪，以便患者在出院后能够尽快适应正常生活，避免留下心理阴影。这也是北京医疗队取得的重要经验。

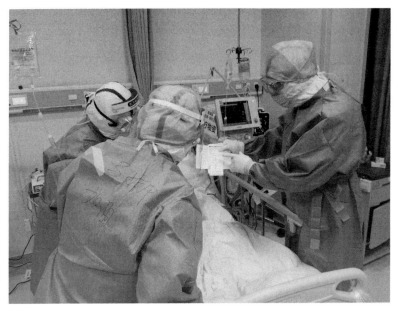

医疗队员为重型患者吸痰和调整呼吸参数

　　在开展临床救治工作的同时，医疗队定期开展疑难危重病例讨论，运用 5G 网络通过远程视频连线，先后与北京朝阳医院、清华长庚医院等多家医院及北京后方专家组成员，进行抗疫经验交流和病例分享，以促进前后方一线工作人员的技术经验交流。按照医疗核心制度要求，每周二、周四分别开展不同病区间的联合病例讨论，医疗队多次邀请国家卫健委高级别专家组成员指导临床危重型病人的救治，参与病例讨论，收获了宝贵的经验。其中一次多学科会诊讨论的一个病例是在治疗中出现了药物诱发的全身超敏反应综合征。患者继发严重的肝功能损伤，全身起了很多红色的皮疹。结合患者的病例特点和临床救治过程，所有专家各抒己见，经过讨论，制定了针对这个病人的下一步诊疗措施。很快，通过治疗，这个病人的病情得到了进一步的控制和好转，全身的皮疹消失了，肝脏的功能也得到了恢复。

65 天里，医疗队始终按照习近平总书记提出的"科学救治"的原则，认真关注每一名病人。虽然国家卫健委先后更新了七版新冠肺炎治疗方案，但是在临床实践中，治疗每一名患者时，医疗队都会结合患者的实际情况和临床病例特点，为患者制订个性化的治疗方案，同时坚持中西医结合的方式为患者治疗，起到了很好的效果。在协和西院工作的 17 支医疗队相互借鉴经验，为危重型患者争取了最大的康复希望。

在武汉的 65 天里，北京医疗队先后救治了 345 名新冠肺炎患者，其中重型和危重型患者的比例达到了 88%，在 3 月 31 日返回北京的时候，有 220 名患者已经康复出院。当医疗队回到北京后又相继得知，4 月 3 日北京医疗队所负责的三个病区，新冠肺炎病例数清零；4 月 23 日，协和西院的新冠肺炎病例数清零。

三、在抗疫工作中不断总结和提升

（一）任何成绩的取得都离不开所有队员的智慧和力量

北京医疗队从组建的第一天起就充分发挥了团队的作战力。无论是早期病房改造，还是危重型病人救治的多学科协作，抑或是隔离病房的排班和抢救工作成果，都是全体队员智慧的结晶。在救治每一位患者的过程中，也充分发挥了各病区治疗组的力量。患者的病情和危重程度不一样，应用药物的种类、剂量、频次也都不尽相同。在这个过程中，每个医疗组都充分发挥各自组员的专业优势和特色。有的医疗队员从事呼吸病专业，对患者的康复训练，特别是针对肺功能的康复训练非常有经验，带领大家为所有需要康复训练的病人集中开展锻炼。有的医疗队员从事感染方面的工作，对于抗生素、抗病毒治疗的方案非常有经验，在这些治疗方案的制订中起到牵头和带领的作用。

也有的医疗队员从事急诊与危重症方面的工作，对于心肺复苏、生命支持、器官功能保护等技术有着丰富的经验。他们带领团队成员开展危重型病人气道管理、床旁重症超声检查，调整呼吸机参数和模式。每一位患者个性化治疗方案的建立，都来自全体医务人员多角度、不同专业的协作和审核，尽可能确保每一位患者的救治方案无误。

在医疗队领队和临时党总支书记的带领下，所有队员亲如一家。大家在生活中互相关心和互相照顾，有的队员在工作中不小心摔伤，手磕破了，还有一些医疗队员在工作中出现身体不适，大家都主动互相替班，让伤员充分休息，尽快重新投入战斗。谁下夜班晚了，大家都帮着带饭，谁赶上刮风下雨上下班，大家都互相提醒送伞。遇到有队员过生日，大家集体为他定制蛋糕，送去祝福。正是依靠这份浓浓的战友情和集体力量，才使这项抗疫救援的艰巨任务得以完成。

（二）培养过硬的心理素质，是应对一切突发事件的必要保证

面对此次突发疫情，队员们从一开始就承受着巨大的心理压力，特别是在接诊的早期，短时间内连续收治了几十名重型患者，不少患者到达医院的那一刻，就开始进行抢救，不少病人是因为严重缺氧，继发多器官功能衰竭。在那个时候，即便是工作了十几年的重症医学科的医生和护士，也承受着巨大的心理压力。

　　不少队员因为心理紧张出现失眠、腹泻、头痛以及其他的一些临床症状。幸好医疗队配有随队的心理医生，为大家及时进行了心理疏导，开展了一系列心理沙龙活动，确保每一名队员在工作中能够达到心态平和，全身心投入救治患者的战斗。

　　经历了这一场残酷的战斗，医疗队员最大的收获不仅是临床技术巩固和经验的积累，更重要的是，每一名队员都提高了自己应对突发事件的能力，提升了自己的心理素质。在人的一生中，每一阶段总会遇到一些新的挑战和新的困难。在遇到这些突发事件和挑战的时候，一定要摆正心态，冷静思考我们还能做些什么。同时，切记要依靠集体的智慧和力量，千万不要自己一个人去"冥思苦想"，这样心理压力会越来越大，不利于高效率地开展工作，有时候还会让工作成为负担，并产生一些躯体化的症状，起到适得其反的作用。

　　增强自己的心理素质、锻炼自己的心理承受力是需要生活磨炼的，这对于刚走出校园的大学生至关重要。踏入社会投身祖国建设，良好的心理素质的培养十分重要，它会是你一生的财富。

（三）团结一致，科学防控，一切困难都是可以战胜的

　　在这次抗击新冠肺炎疫情的战斗中，在这次突发的灾难面前，全国人民团结一致，给一线医务人员送去救援物资和医疗装备，这让一线医务人员时刻都能感受到家的温暖。

　　2月10日，医疗队的领队和医疗组长一同前往武汉协和医院本部院区参加与习近平总书记的远程视频连线。当天，习近平总书记在北京地坛医院通过远程视频和武汉几家定点收治新冠肺炎患者的

医院进行连线，给所有医务人员送去了问候，同时也对下一步抗击新冠肺炎疫情工作提出了新的要求。

习近平总书记语重心长地说，非常感谢医务工作者的无私奉献，大家都辛苦了！党和国家都是你们的坚强后盾，我们会为大家做好后勤保障。你们都是英雄，大家要坚持科学防控的原则，圆满完成救援任务。北京医疗队从始至终在坚决执行着总书记的讲话精神。每一名医疗队员从进入隔离病区开始，到参与救治患者的全过程，再到离开隔离病房，都严格按照院感防护的规范实施。在穿、脱隔离服的过程中，院感工作人员在旁边进行监督和指导，确保每一个环节都执行到位、一丝不苟，特别是脱隔离服的时候，每一步都要小心翼翼，稍微不留神就可能会出现污染，造成疫情的医源性传播。

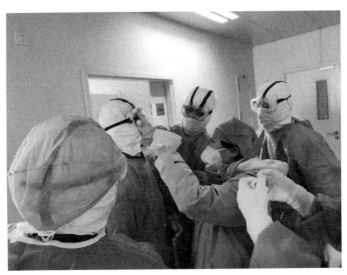

院感工作人员检查医疗队员的防护服

到了3月以后，武汉的气温逐渐升高，有时候白天气温最高能达到30℃，而病房的中央空调系统因院感防控要求无法使用。在这样的情况下，医务人员仍然需要按照标准的步骤穿戴全套隔离服，进入病区工作半个小时就会浑身大汗。为此，医院给隔离病房里加送了冰块，使病房内的温度降低了一些。但是即便这样，一天工作下来，脱掉厚厚的隔离服之后，队员们的内穿衣都已经湿透，像水洗过一样。然而，就在这样艰苦的条件下，在 65 天的工作中没有一个人抱怨、退缩，始终严格按照院感防控的要求，最终成功实现了138 名医务人员零感染。

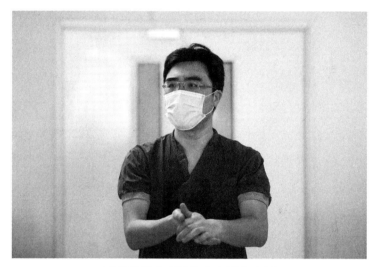

医疗队员完成工作走出隔离病区

医疗队在援鄂工作期间，得到了全国人民的支持。曾经有一名来自西藏自治区的司机师傅，接到任务连续开车 3 600 公里，历经 6 天 6 夜，把青稞油和一大批生活物资送到医疗队的驻地。在雪山行进中多次险些翻车，但他凭着坚强的意志力成功将物资送来，当到达酒店时早已人困马乏。下了车他跟医疗队交代完物资之后，简单吃了一顿饭就要起身返程。在队员们的盛情挽留下，他坚定地说道：我曾经是一名解放军战士，跟你们一样，我也正在执行任务。现在任务完成了，我还要返回交接，我的家人也还在等着我。最终，他吃完饭立刻开车踏上归途。

就像这名无名英雄所说的一样，我们都是在执行祖国交付的重托。作为一名医生，在国家危难之际，在碰到重大公共卫生事件的时候，就是要义无反顾、奋勇向前，把我们的医疗技术和最好的医疗服务送给前线每一名患者。就像这位司机一样，我们都是在完成各自的本职任务。这件事激励了每一名医疗队员，更加坚定了我们的必胜信念。

还有一次，一名医疗队员给她的患者写了一封"感谢信"。她在信中写道，自己刚到武汉战场时，工作压力和劳动负荷远远高于平时的工作状态。那时候她情绪低落，工作有些消极。但正是这名患者给了她巨大的鼓励，积极配合各种治疗，始终笑着面对一切病痛，最后痊愈出院，又重新投入新的工作，为武汉保卫战继续贡献自己的力量。这一系列的过程，让这名医疗队员也同时收获了信心和力量，学习了治疗新冠肺炎的经验。她由衷地向患者表达了谢意。正是医生和患者之间这种相互信任、彼此理解的关系，才使得医疗队能够取得一次次成功，最终220名患者康复出院。每一个康复患者出院的背后，都有一段生动的经历和许多难忘的瞬间。

还有一名患者本身也是一名医务人员。在住院期间，当她的病情稳定之后，还不忘记自己的职责，帮助医疗队的医生和护士安慰同病房的病友，给其他患者做心理疏导，耐心解释现在病情进入到什么程度，化验的异常代表着什么，未来还需要治疗什么，需要注意什么，大大地缓解了其他病人的心理压力。她在康复出院后不久，很快又投入战斗岗位，回到抗击新冠肺炎疫情的一线。她的精神给予所有在一线工作的医疗队员莫大的鼓舞和精神上的支持。正是有千千万万英勇的武汉医务人员一同并肩作战、无私奉献，才最终取得了这场战斗的胜利。

　　在北京队完成任务、即将返程的前夕，武汉市民以他们不同的方式表达着对北京医疗队员和来自全国各地医疗队员的感激之情。在 3 月 31 日的送行仪式上，所在酒店的工作人员穿着整齐的服装，与当地志愿者一起给医疗队员唱起了歌曲，跳起了"感谢有你"的舞蹈，表达了他们最诚挚的感激之情。当时在场的所有人都落下了激动的眼泪。在武汉战斗的每一天，医疗队都感受到了来自不同职业、不同岗位的武汉人民的支持和配合，让温暖时刻伴随着队员，他们是在和所有武汉人民一同战斗，并不孤单。

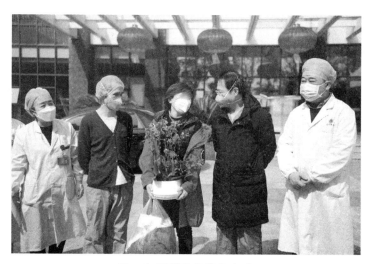

又一名重型患者康复出院

（四）不忘初心，勇往直前，向着自己的人生目标不懈奋斗

一场战"疫"的胜利让我们再次感受到新时代白衣天使的伟大。作为医务工作者，在祖国危难时刻，逆行向前，无私奉献，就是履行救死扶伤医学誓言最好的实践。当代青年要树立远大的理想抱负，制定适合自己的职业目标和人生规划，并且要坚持朝着这个目标奋勇前行。无论在未来工作和生活中遇到什么挑战和困难，都不能忘记初心，不能忘记国家的培养和人民的期望，与祖国同呼吸共命运，做出青年人应有的贡献。

就像北京协和医院内科 ICU 主任杜斌曾经说过一样："作为医生，我们既要享受这个职业给我们带来的荣誉和成就感，也更要承担这份职业赋予我们的神圣使命和责任。"

这次抗击疫情让全国人民团结在一起，在党和国家的领导下，每个人都做出了重要的贡献，做出了自己的努力。如今，医疗队员们已经从战场上回到了自己平凡而普通的岗位。他们也会继续发扬抗疫精神，在自己本职岗位上尽心尽力，做好患者的医疗救治工作，为更多的危重型患者争取更多生的希望，为祖国的医疗卫生事业发展和人民健康贡献自己的力量。

（该视频公开课上线时间为 2020 年 6 月 16 日）

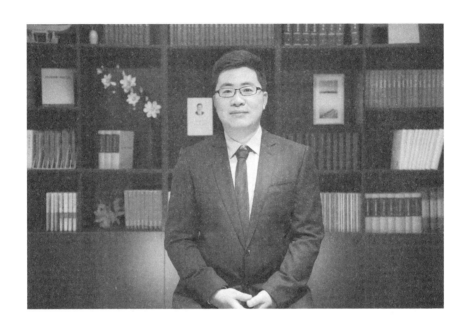

| 周家彬 |

法学博士，中国人民大学马克思主义学院副教授，获聘中国人民大学"杰出学者支持计划"青年学者 B 岗。主要研究方向为中共党史、党建。在《马克思主义研究》《中共党史研究》《中共中央党校学报》等核心期刊上发表论文 20余篇，其中多篇被中国人民大学复印报刊资料、《中国社会科学文摘》转载。主持和参与多个国家社科基金项目、教育部人文社科项目和中国人民大学科学研究基金项目。

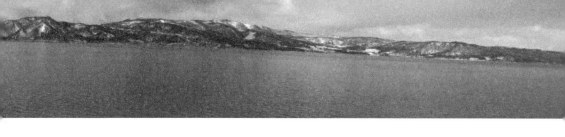

在古今比较中彰显当代青年的时代担当

◎周家彬

一、自古英雄出少年

自古英雄出少年。在漫漫历史长河中，人类社会青年英雄辈出。例如，《共产党宣言》发表时马克思是 30 岁，恩格斯是 28 岁；列宁最初参加革命活动时只有 17 岁；邓小平参加旅欧中国少年共产党时是 18 岁；杨靖宇牺牲时是 35 岁；赵一曼牺牲时是 31 岁；江姐牺牲时只有 29 岁。

伟大的中华民族不仅孕育了英雄，并且英雄辈出。但大家都知道，英雄的产生不仅需要自身的主观条件，还需要历史提供的客观条件。所谓时势造英雄，青年英雄往往涌现于国家危难之际，在危急关头尽显时代担当。

当然，由于古今具体的历史条件不同，青年的担当自然也有所不同。

（一）古代中国青年危急关头敢于担当

鲁迅先生在《中国人失掉自信力了吗》一文中说：我们从古以来，就有埋头苦干的人，有拼命硬干的人，有为民请命的人，有舍身求法的人……虽是等于为帝王将相作家谱的所谓"正史"，也往往掩不住他们的光耀，这就是中国的脊梁。当艰难险阻和危机降临，古代中国，就有这么一批敢于担当的青年。

中国古代青年的担当大致可以分为三类：第一类是面对百姓困苦奔走疾呼，第二类是面对政治黑暗秉持气节，第三类是面对外部侵略挺身而出。

1. 孙叔敖

孙叔敖生活的春秋时期，各国连年混战，楚国许多区域水患频发，连年歉收，可以说是民生凋敝。面对民生的困苦，孙叔敖没有选择视而不见，更没有选择无动于衷，而是选择直面问题、解决问题，领导水利工程建设，解决自然灾害引起的歉收之苦。

公元前605年，也就是孙叔敖25岁左右的时候，他担任楚国地方官，详细考察了期思、雩娄地区，这个地区主要在今天河南省固始县境内。孙叔敖在这个地方兴修了期思、雩娄灌区，利用大别山上的水，在泉河、石槽河上游修建水陂塘，形成水藤结瓜式的期思陂，既防上游水涝，又供下游灌溉，这是我国最早见于记载的大型灌溉工程。孙叔敖当上了楚国的令尹之后，又在安徽省寿县境内主持修建了蓄水灌溉工程芍陂。这个工程被誉为"世界塘中之冠"，与都江堰、漳河渠、郑国渠并称为中国古代四大水利工程，比都江堰还早300多年。

孙叔敖的治水工程稳定了农业生产，富足了百姓生活，推动了中国古代水利事业的发展。他坚持民本爱民，取得了不朽功绩，获得了百姓拥戴。他既聪颖过人，又敢于承担，具有兴建水利工程的魄力和决心，是中国古代敢于担当的优秀青年。2 000多年后，毛泽东同志在视察淮河时也多次提到孙叔敖，称赞他是一个了不起的治水专家。

孙叔敖不仅是一个治水专家，还是一个清廉正直的官员。他曾长期担任楚国的"令尹"一职，这个职位大致相当于"丞相"，对内掌握政事，对外主持战事，可以说是一人之下，万人之上。但孙叔敖并没有以权谋私、以权谋财，他在世时轻车简从，吃穿简朴，去世时几乎到了家徒四壁的程度，甚至连棺材都买不起。他生前没有为家里留下什么像样的遗产，死后他的儿子也只能靠卖柴为生。所以，司马迁在《史记》中将孙叔敖列为"循吏第一"。所谓循吏，即重农宣教、清正廉洁、所居民富、所去见思的好官。

这是古代第一类，也就是面对百姓困苦奔走疾呼的青年。接下来要讲的第二类，便是面对政治黑暗秉持气节的青年。说到秉持气节，大家首先联想到的可能就是屈原。

2. 屈原

屈原在21岁的时候已经担任了楚怀王左徒的职务。这时的楚国已经今非昔比，政治上十分黑暗，各王子心怀鬼胎，贵族之间更是相互倾轧。青年的屈原，明知楚国政治已经腐朽不堪，仍然承担起救亡图存的使命。

面对楚国国力、地位的下降和秦国的步步紧逼，屈原积极推动楚国变法，提倡了著名的"美政"。他对内主张举贤任能，修明法度，对外主张联齐抗秦，振兴楚国。但变法打破了原有的权力运行机制，不可避免地触及了许多人的既得利益，一些大臣和贵族利用各种机会、通过各种形式向楚怀王进谗言诬陷屈原，使得屈原最终遭到流放。但即便如此，他也并未选择与现实的黑暗同流合污，而是心系国家存亡兴衰，将人生奉献在了与政治黑暗的斗争中。楚国郢都被秦军攻破的时候，他自沉于汨罗江，以身殉楚国，用生命最后的力量证明了他的气节。

这是古代第二类。接下来要讲的第三类便是面对外部侵略挺身而出的青年。提到面对外部侵略挺身而出，就不得不说一下抗倭英雄戚继光。

3. 戚继光

在明朝，戚继光一家世代从军，他的先祖戚祥曾是朱元璋的亲兵，他的父亲戚景通也是明朝的高级武官。戚继光在 16 岁的时候就通过承袭的方式担任了登州卫指挥佥事，开始了自己的军旅生涯。面对当时倭寇在沿海地区的烧杀抢掠，戚继光于 18 岁时便写下了"封侯非我意，但愿海波平"的壮烈诗句，立志灭袭扰之倭寇，保国家之太平。

当戚继光被调往浙江抗倭一线时，他看到的场景是倭寇所过之处村市荡为丘墟，老百姓的生命和财产遭受了严重的侵害。面对倭寇的入侵，明朝军队曾屡战屡败，甚至一度陷入对倭寇的恐慌之中。戚继光不畏艰险，潜心研究兵法，考察倭寇弱点，招募金华、义乌朴实的农民编练军队，并且因地制宜，根据南方多沼泽的地理特点制定阵法，发明了著名的鸳鸯阵，在1564年基本平定了福建的倭患，这时的戚继光才36岁。

以孙叔敖、屈原和戚继光为代表的古代青年，在家国危难之际挺身而出，奉献了自己的青春甚至生命，担当起了救国救民的责任，这一点我们理应肯定。与此同时，我们也应该看到，在古代中国，青年尽管具有极强的责任心和很强的个人能力，但客观历史条件限制了其时代担当作用的发挥，形塑了这一时期青年时代担当的历史特点。

首先，从这个时代青年的价值追求来看，古代优秀的青年不可避免地会陷入"忠君"思想与"民本"思想的张力和矛盾之中。孟子曰："民为贵，社稷次之，君为轻。"民贵君轻是孟子的重要思想，也是儒家的重要学说。受此影响，古代许多优秀青年推崇"民本"思想，主张统治者应体察民情，施以仁政，甚至将老百姓的生活状况视为衡量君主政治得失的重要标准。但与此同时，儒家强调等级秩序，强调"君君臣臣父父子子"的伦理关系，强调"忠君"思想。在"忠君"思想之中，"民"终究附属于"君"。中国古代政治的主要目标是稳定统治秩序，保证统治延续。"民本"与"忠君"之间有着相当的张力，面对这种张力，在专制制度下，只有少数人能够跳出"忠君"看"民本"，绝大部分人还是直接忠君、间接为民，对老百姓的关怀总是不得不有所保留，这样就限制了古代优秀青年的作为。

其次，从社会组织形式来看，古代青年往往作为个体来施展他们的作为，集体的作用是很难发挥的。古代中国政治上主要实行君主制，强调官僚体制对君主个人负责；社会中推行宗法秩序，强调家族本位、差序格局。在这种历史条件下，青年主要是以个体的方式发挥作用，而个体的力量总是有限的，即便官员们个人水平再高，在缺乏集体的配合与协调的情况下，其作用的发挥往往受限，在部分情况下甚至会出现相互掣肘的问题。

最后，从社会制度来看，在封建专制制度下，古代青年能否发挥作用在很大程度上取决于他们的家庭条件，尤其是家庭的出身状况。中国古代社会具备一定的社会流动性，但这种流动性很有限。纵观各朝历史，出身贫寒却又能走上官场顶峰之人少之又少，可谓是凤毛麟角。戚继光之所以能够任职武官，是继承了世袭的职位；屈原之所以能够接近楚王，是因为其贵族的出身。中国古代青年纵然能立志报国，但出身的差异使许多青年报国无门。

（二）近代中国青年面对危亡挺身而出

《少年中国说》有言："今日之责任，不在他人，而全在我少年。"近代以来，中国从长期领先于世界的泱泱大国，逐步沦为半殖民地半封建社会，外受列强侵略、内有政治黑暗，可谓是积贫积弱、内外交困，中华民族已经到了生死存亡的危急时刻，革命成为整个近代中国青年的时代担当。

近代民族存续、国家危亡的历史使命呼唤着有志青年。一批又一批的中国青年，怀揣着救国救民的志向，在国家危难时刻挺身而出，为救亡图存和实现中华民族的伟大复兴而英勇奋斗、流血牺牲。

1. 孙中山

孙中山早年主要在檀香山、香港等地接受比较系统的西方式的近代教育。26岁时，他来到澳门镜湖医院，出任新设的西医局首任义务医师，成为澳门的第一位华人西医。

面对民族危亡，孙中山决定抛弃"医人生涯"，进行"医国事业"。1894年11月，孙中山在檀香山创立了兴中会，决心拯斯民于水火、扶大厦之将倾，明确提出"驱除鞑虏，恢复中华，创立合众政府"的政治主张，第一次向中国人民提出了推翻清王朝、建立民主共和国这一全新的政治道路。

为了革命，青年时期的孙中山放弃了原本较为优渥的生活，毁家纾难，反抗清朝统治。面对清政府的弹压，孙中山愈挫愈勇、屡败屡战，终于迎来了辛亥革命，推翻了清王朝的统治，废除了2 000多年来的封建君主专制制度，建立了民主共和国。

在孙中山身后，还有千千万万为革命献身，却又无缘见证革命成果的青年人，其中最有名的，当属邹容和陈天华。

2. 邹容

16岁的邹容投考成都的留日官费生，但因为其思想倾向维新被取消资格，于是自费赴日留学。留学日本期间，邹容接触到西方资产阶级民主思想，革命倾向日趋显露。他结识革命志士，积极参加留日学生的爱国活动。邹容作为一位青年革命者，毕其青春心血，投身于革命宣传，用文字启发民智，撰写了《革命军》这一脍炙人口的革命著作。

《革命军》以民族革命为旗帜，高呼反清口号，宣传民主共和，行文酣畅淋漓，被誉为中国近代的"人权宣言"，是中国近代思想史上一部或者说第一部系统地、旗帜鲜明地宣传资产阶级民主共和国思想的作品。孙中山评价《革命军》一书为："排满最激烈之言论，华侨极为欢迎；其开导华侨风气，为力甚大。"

由于《苏报》刊行一系列鞭挞清朝政治黑暗的文章，清政府将《苏报》相关人员逮捕，邹容激于义愤，自动投案。在被监禁期间，他受尽折磨，染上疾病，去世时年仅20岁。

3. 陈天华

陈天华年轻时便立下大志，坚决投身于社会进步运动之中。留学日本期间，陈天华积极参与组织拒俄义勇队和军国民教育会等进步组织，撰写《猛回头》和《警世钟》等一系列作品，揭露帝国主义列强的瓜分野心。他鲜明地指出清政府已经成为"洋人的朝廷"，呼吁大家起来革命，并参与了近代著名革命团体华兴会的创建。

由于策划起义遭到失败，陈天华不得不前往日本避难，随后又在日本推动了同盟会的建立，参与创办了《二十世纪之支那》杂志，这个杂志随后更名为《民报》，成为同盟会的机关刊物。之后他又担任《民报》编辑。

面对政治的黑暗，陈天华立志革命，面对外国的欺侮，他更是奋起抗争。1905年，为了回应《清国留学生取缔规则》，更为了警示革命团体团结合作、携手救国，陈天华以身报国，在东京大森海湾跳海自杀，年仅30岁。自杀前，陈天华留下了一封《绝命辞》，也就是他的遗书。在《绝命辞》中他指出，日后的道路无非就两条，一是作为读书人以书警醒世人，二是"遇有可死之机会则死之"。他认为如果不奋发革命，中国可能十年之内就会灭亡，他不愿死在中国灭亡之后，情愿现在死去，来感化革命者和中国人民，推动他们清除恶习、卧薪尝胆、爱国救亡。

陈天华年轻有为，满怀爱国热情与革命斗志，他效法屈原，用身死警醒国人觉醒，用青春的生命担负起了启蒙民智、呼唤革命的使命。在他之后，越来越多的青年在他以身殉国的感召下，走上了革命的道路。

相比古代，近代中国勇于承担民族救亡图存时代大任的青年们，在指导思想和价值追求上已经有了根本性的突破。他们拥抱近代的政治思想，破除传统宗法思想的束缚，跳出了"忠君"思想的狭隘视野，将自己的人生价值与忠君守节相分离，逐步发展出近代的爱国主义思想。

然而，受到资产阶级阶级属性和近代中国历史条件的影响，在探索中华民族救亡图存出路的过程中，许多挺身而出的青年，却无法充分发挥自己的作用。为什么会出现这种情况呢？

第一，从这个时代青年的价值追求来看，虽然爱国主义的思想已经开始形成，但早期的资产阶级革命者仍带有浓厚的个人英雄主义色彩。志士仁人为启发民智相继以死明志，爱国斗士策划起义受到残酷镇压，这些故事不仅仅是称颂的佳话，也是其个人英雄主义的警示。谭嗣同慷慨赴死，陈天华投海明志，却迟迟未见中国底层人民觉醒革命意志。在血与火的悲歌中，个人英雄主义充满着戏剧色彩，但从来不是革命的决胜法宝。

并且，资产阶级政党高高在上的姿态和人分三等，即"先知先觉""后知后觉""不知不觉"的理论，疏远了其与群众的联系。没有充分动员和掌握群众，又怎能希望群众去支持和拥护革命呢？许多革命者与广大人民群众之间存在难以逾越的鸿沟，最终导致革命思想难以广泛传播，民智难以觉醒，革命难以胜利。

第二，从组织保障来看，受到个人英雄主义思想和家庭出身等因素的影响，早期许多资产阶级革命者缺乏组织观念，资产阶级革命组织本身也缺少严密有效的组织体系，导致其内部经常出现争执甚至争斗。正是因为这样，陈天华才选择跳海自杀、以死明志，期待通过自己的死警示世人加强团结。在资产阶级政党领导之下，近代青年的作用难以发挥。

第三，从社会制度来看，半殖民地半封建社会的中国，社会出身与家庭条件依然严重限制青年作用的发挥。虽然近代中国社会流动性相比古代有所增强，但是就当时的历史条件而言，若想广泛地接触到西方先进的政治思想，势必需要家庭提供相当的财力支持，以供其上学甚至留学。

我们既要看到早期资产阶级革命者在毁家纾难、为求革命抛弃富裕生活中的大义凛然，也要看到许多资产阶级革命者参加革命的一个重要条件是有资可捐、有财可用，甚至部分革命者还是家族世代经商的富豪。

二、青年强则国家强

以资产阶级革命派为代表的有志青年，怀揣着爱国热情，刻苦钻研学习，寻找救亡之道。他们的事迹感人至深、刻骨铭心，但在自身局限性与历史条件的影响下，他们的道路不是拯救中国人民于水火的正确道路。最终完成民族独立、人民解放、国家富强任务的，是五四旗帜之下的新青年，是中国共产党领导之下的新青年。

正如习近平总书记所言，青年兴则国家兴，青年强则国家强。在中国共产党的历史上，青年由于其朝气蓬勃、敢想敢干，一直是党的革命、建设与改革各项事业的生力军。党的创建和青年运动密切相关，中国共产党的成立，又将无数青年引导到正确的道路上，为之后青年在革命、建设与改革的实践中彰显自身价值提供了根本保障。

（一）党领导中国青年赢得革命成功

1. 毛泽东

1919 年，时年 26 岁的青年毛泽东在《湘江评论》创刊词中高呼：天下者我们的天下。国家者我们的国家。社会者我们的社会。我们不说，谁说？我们不干，谁干？

毛泽东的成长之路、成才之路并不是一帆风顺的。他出生时家庭条件一般，父亲思想保守，自幼时便让他每日阅读和背诵"四书五经"。毛泽东日后回忆，对于那些经文，可以"背得，可是不懂"。相反，描写农民起义、为穷苦人打抱不平的文学作品和宣传维新思想的《新民丛报》却给毛泽东留下了深刻的印象。在当时的社会环境下，毛泽东在成长成才方面没有任何优势可言，但他不怨天尤人，刻苦学习，不停地探索救国救民之路。他忧国忧民，远离家乡，放弃最初当教员的梦想，不避枪林弹雨，舍家为国，带领中国的劳苦大众进行推翻"三座大山"的革命。正是因为深谙自己所处的时代际遇，自觉地把个人前途与国家命运相结合，把个体发展与国家兴亡、民族复兴相联系，勇担时代重任，毛泽东才一步步从一个普通的农家子弟，成长为党和国家的伟大领袖。

2. 寻淮洲

在开展新民主主义革命和创建新中国的道路上，有无数的青年抛头颅、洒热血，将自己的生命镌刻在中国的历史中。革命军人尤其如此，寻淮洲就是其中一员。

寻淮洲在高小读书时，就立下了"将来与国家做些大事业"的志向，15岁便加入了中国共产主义青年团，16岁参加了湘赣边界的秋收起义。他虽然年纪小，但是作战勇猛，身先士卒，战功显赫，21岁就已经担任红七军团军团长，曾是红军中最年轻的军团长，率领部队屡建奇功。

1934年7月，红七军团奉命组成中国工农红军北上抗日先锋队，寻淮洲任军团长兼抗日先锋队总指挥。他率领抗日先锋队在4个月里，转战闽、浙、皖、赣等省，牵制了大量国民党军队。在与国民党军队的战斗中，寻淮洲指挥部队同数倍于己之敌展开激战，不幸腹部中弹，壮烈牺牲，年仅22岁。

（二）党领导中国青年取得建设硕果

1949 年新中国诞生了。新中国成立后，党领导人民开展了社会主义革命与建设。社会主义革命与建设中也涌现出了一大批优秀的青年，艰苦创业是这个时代青年的普遍担当。纺织女工郝建秀和女拖拉机手梁军就是这个时代青年的优秀代表。

1. 郝建秀

纺织女工郝建秀出身贫寒，13 岁时通过招工考试，进厂当工人，不到 16 岁就摸索出改进整个纺织业技术的"细纱工作法"。郝建秀在工作开始之初没有找到工作的技巧，经常遭到批评，但她并没有在困难面前退缩，更没有因为批评而怨天尤人，她说："我不想拖集体后腿，一定要把技术搞上去。"这种集体主义的精神、这种不怕艰险的精神，准确阐释了当时中国青年的时代心声。

2. 梁军

在黑龙江省北安农垦，一位叫梁军的女拖拉机手十分引人注目。曾经是童养媳的她在东北解放后摆脱了受压迫的命运。她受到苏联电影《巾帼英雄》中女主人公帕莎·安格林娜的鼓舞，立志成为一名女拖拉机手，为国家建设做出自己的贡献。

1948 年，她报名参加拖拉机驾驶培训，是班里唯一的女学员。在梁军的影响下，参加拖拉机驾驶培训班的女同学越来越多。1950 年，学校组织仪式，宣布第一个女子拖拉机队正式成立，并命名为"梁军女子拖拉机队"，由她亲自担任队长。同年 9 月，梁军当选全国劳动模范，随后她的事迹传遍全国，她也成为第三套人民币壹元券上的女拖拉机手的原型。

但她没有躺在功劳簿上睡觉，而是继续参加北大荒的开发建设。离休前，她仍然扎根农机一线岗位，培养大批农机人才；离休后，她不顾年事已高，依旧积极参加社会活动，向青年一代传递正能量。梁军同志用自己的一生践行了青年的时代担当。

（三）党领导中国青年夺得改革成就

改革开放以来，广大青年又意气风发地投身到新时期社会主义现代化建设的滚滚洪流之中，参与到经济社会等多领域的建设当中。李素丽和王伟就是新时期青年的重要代表。

1. 李素丽

李素丽是新时期普通劳动者的优秀代表。她从 1981 年参加工作后，把"全心全意为人民服务"作为自己的座右铭，在平凡的岗位上真诚、热情地为乘客服务，被誉为"老人的拐杖，盲人的眼睛，外地人的向导，病人的护士，群众的贴心人"。她认真学习英语、哑语，努力钻研心理学、语言学，利用业余时间走访、熟悉不同地理环境，潜心研究各种乘客心理和需要，有针对性地为不同乘客提供满意周到的服务。

对于自己的工作，她说："每一条公共汽车的线路都有终点站，但为人民服务没有终点站，我会永远用自己的真情和奉献同大家一起走向明天！"这句话说出了改革开放和社会主义现代化建设新时期青年默默奉献的时代担当。

2. 王伟

改革开放的成就离不开每一个社会主义劳动者和建设者的奋斗，也离不开人民解放军的保驾护航。新时期，人民军队人才辈出，其中就有为我国国防事业献身的革命烈士王伟。

王伟从小立志报国，高中毕业后自愿应招入伍，在部队勤勉敬业，意志坚定，全身心投入到飞行事业中。2001年4月1日，王伟奉命对非法进入我国领空的美军侦察机执行跟踪监视任务，美军侦察机不仅多次无视我方发出的警告，还在飞行中突然大转向，撞毁了王伟的战机。王伟因此壮烈牺牲，年仅33岁。这一天也因为他永远写进了一代人的心中。

可以说，自从中国共产党成立，青年的时代担当就迎来了全新的发展，产生了许多新的特点。

第一，从青年的价值追求来看，青年逐步摆脱了个人主义，转而将爱国主义、集体主义形塑为自身的价值追求。青年人只有学会在集体中实现自我，将个人利益与集体利益相结合，才能借助集体力量，或者借助集体的东风，不断实现个人价值，同时带动集体不断前进。中国共产党成立后，不仅在党内建立了无产阶级的集体主义，而且还使用这种思想引导、教育和改造全国的广大青年，使他们逐步克服了近代资产阶级的个人主义。

第二，从青年时代担当的组织保障来看，党的领导为青年的时代担当提供了必要的组织条件。一个集体发挥作用的前提是集体内部的团结，而凝聚集体的前提则是这个集体必须有一个坚强的领导核心。没有领导核心的集体，人再多也只能是一盘散沙；有了领导核心的集体，人再少也能攥成一个拳头。中国青年在革命、建设与改革中要发挥作用，其前提就是必须得有党坚强而正确的领导。

第三，从青年时代担当的社会条件来看，新中国的成立，特别是社会主义制度的建立，为青年的时代担当提供了必要的社会条件。青年的时代担当，既要靠个人努力，也要靠社会创造有利的条件。新中国成立后，随着社会经济的发展和社会主义制度的建立，教育日益普及，越来越多的青年，特别是家庭经济条件困难的青年获得了接受教育甚至高等教育的机会。并且，党和政府始终重视对青年的教育引导，注意将广大青年培养成为社会主义的建设者和接班人，为青年的时代担当提供了诸多有利的社会条件和重要的历史机遇。

三、民族振兴是青年的责任

进入新时代，在新的历史起点上，我们比以往任何时候都更加需要青年的时代担当。

习近平总书记在纪念五四运动 100 周年大会上指出："新时代中国青年的使命，就是坚持中国共产党领导，同人民一道，为实现'两个一百年'奋斗目标、实现中华民族伟大复兴的中国梦而奋斗。"时代呼唤担当，一个时代的青年有一个时代的担当，新时代青年的责任和担当就是实现民族复兴，就是自觉投身到实现"两个一百年"奋斗目标和中华民族伟大复兴中国梦的实践中。

今年年初以来，我国经历了一场突如其来的新冠肺炎疫情，这场疫情到今天还没有完全结束。面对疫情的严峻考验，当代青年勇担大任，在疫情中冲锋，在疫情中淬炼，担当了抗疫一线的生力军，成长为披坚执锐的战士，彰显出当代青年的时代担当和时代风采。

（一）新时代中国青年勇担战"疫"大任

习近平总书记在给北京大学援鄂医疗队全体"90后"党员的回信中指出："在新冠肺炎疫情防控斗争中，你们青年人同在一线英勇奋战的广大疫情防控人员一道，不畏艰险、冲锋在前、舍生忘死，彰显了青春的蓬勃力量，交出了合格答卷。广大青年用行动证明，新时代的中国青年是好样的，是堪当大任的！"这是对新时代中国青年在抗疫斗争中勇担大任的肯定，概括了我们青年在抗疫斗争中所展现的"不畏艰险、冲锋在前、舍生忘死"的时代担当与时代精神。

在这个时代担当与时代精神背后，是千千万万个青年的无私奉献。这些青年，既有冲在抗疫一线，直接与病毒做斗争的医务工作者，也有坚守在各自岗位、与病毒擦肩而过的各行业工作者，更有在疫情期间维护社会安全、国家安全的武警战士、解放军战士和人民警察，还有服从国家安排居家学习的广大青年学生。

首先是青年医务工作者在抗疫过程中的斗争。佘沙出生于1996年，今年才24岁，是四川省第四人民医院的一名护士，也是四川省第三批支援湖北医疗队里最年轻的护士。2008年"5·12"汶川大地震时，佘沙的家乡汶川县漩口镇遭到严重的破坏，年仅12岁的她目睹了全国各地对灾区人民的无私援助。新冠肺炎疫情发生后，四川征集援助医务工作者组织医疗队驰援武汉，佘沙第一时间报名，两次请战。她说："身为汶川人，我得到过很多的社会帮助，如果我有机会能够去前线出自己的一点力，我一定义无反顾。""这几天看新闻我想到了汶川地震的场景，我觉得我应该去。"直到 2020 年 2 月 2 日，她终于如愿以偿，跟随着第三批医疗队来到武汉。抵达武汉后，佘沙和同伴们入驻武汉大学人民医院东院区这所重症定点医院，她 5 次申请到危险的一线，经过 59 天奋力战"疫"，帮助了无数病患，终于在 4 月 7 日凯旋。

全国各地人民在历次灾难面前的守望相助，证明了中国是一个不可分割的集体、中国人民是血浓于水的一家人。"一方有难、八方支援""集中力量办大事"是中国特色社会主义优越性的一个重要体现，是我们面对疫情克敌制胜的关键，也是我们这一代青年深刻的共识。

除了佘沙这样的"90 后"之外，还有许多的"00 后"医务工作者也参加了支援湖北的行动。比如刘家怡，她出生于 2000 年，是随广东省医疗队增援武汉的护士。当记者感慨"你还是个孩子"的时候，她的回答十分坚定："我穿上防护服，就不是孩子了。"据统计，在这次支援湖北武汉的医务工作者中，"90 后""00 后"就有 1.2 万人，几乎占了整个队伍的 1/3。这群"90 后""00 后"的青年和他们的前辈一样担起了重任。他们承担了各种危险的工作，凭借优秀的专业素质挽救生命，为整个社会支撑起生命安全的保障。

这些年轻医务工作者中的突出代表还有山东省第一批支援湖北

医疗队队员、山东大学齐鲁医院护士张静静。在除夕当天，当得知医院要组织支援湖北医疗队时，她第一时间报名。在黄冈的时候，张静静还自绘了一本《护患沟通本》，将一些日常用语和简易回答列出，为医疗队与患者沟通搭起了桥梁。3月21日，在奋战了57天后，张静静和队友们圆满完成任务，随山东首批医疗队离鄂回鲁。回到济南后，张静静和队友们按规定进行了14天的集中隔离。就在她隔离期满，将要回家与亲人团聚时，却突发心脏骤停，经全力救治无效后去世，生命永远定格在了32岁。

从这些青年医务工作者身上，我们可以看到当代青年的责任意识，这种责任意识就是对国家的责任、对集体的责任，他们将国家、社会、集体的需要看作自己义不容辞的责任。这是爱国主义、集体主义精神在当代青年中的具体体现。

在医务工作者救死扶伤的同时，同样为疫情做出贡献的还有坚守在社会各个岗位上的工作者、志愿者。例如，武汉的快递小哥汪勇和他的志愿者团队、在疫情前敢于逆行的"90后"小伙梁意锦和郑能量。一些在家的学生也主动报名成为志愿者，在乡村、社区配合一线工作人员开展防疫宣传、人员排查、过往车辆登记等工作。有些青年不仅捐款捐物，还在线上为抗疫前线的工作人员送去暖心的支持和鼓励。像这样的志愿者数不胜数，他们尽自己所能为社会做着贡献，在这场没有硝烟的战斗中默默奉献。

在我们关注与病毒的战斗的时候，一定不能忽略我们的人民解放军、武警战士和人民警察的身影。在疫情发生之初——今年除夕夜，我们的解放军就在第一时间派出3支医疗队450人抵达武汉，成为武汉迎来的第一批援军。人民解放军、武警战士支援武汉抗击新冠肺炎疫情的队伍中，很多是"90后""00后"的青年军人。

在武汉"封城"之后，还有6.3万名公安民警、5.6万名公安辅警，在湖北驻守医院、转运病人，在执勤路口日夜奔波，在各自岗位上确保社会治安平稳有序。人民警察中也有人为工作牺牲了生命，如山东泰安的警察李弦，2020年1月21日，李弦在加班开展有关案件工作排查时，突发脑出血倒在了工作岗位上，最终因抢救无效不幸牺牲，年仅37岁。

这些年轻的解放军、武警战士和人民警察，已经是维护社会秩序、保卫人民安全的中坚力量，我们的青年已经担当起了保家卫国的重要责任。

（二）战"疫"中青年担当的特点与优势

从我国青年勇担抗疫大任的事例中，我们能感受到新时代青年心中有阳光，脚下有力量，已经担负起时代赋予他们的责任。那么，为什么新时代的青年能有如此强大的力量呢？抗疫中青年担当又出现了哪些历史的特点与优势呢？

第一，在价值追求上，爱国主义、集体主义是新时代青年能够承担时代使命的思想价值基础。新时代的青年继承和发展了爱国主义、集体主义的精神。所谓继承，是指新时代青年在抗疫斗争中继承了爱国主义、集体主义的精神内核，能够从国家和民族的高度认识抗疫斗争的重大意义，将自己的命运同国家、民族的命运联系起来，将自己的行动同国家、民族的利益绑定在一起，在抗疫斗争中服从党和政府的安排，积极地奉献出自己的力量。积小河为大海、舍小我为大我，在集体奋斗中实现个人价值。抗疫斗争中涌现出的青年医务工作者群体，青年快递员群体，青年解放军、武警战士，青年人民警察以及广大的青年学生群体等等，就是爱国主义和集体主义的践行者。

所谓发展，是指新时代青年在发扬爱国主义、集体主义精神内核的同时，还扩展了其精神内涵。习近平总书记强调，人民不是抽象的符号，而是一个一个具体的人，有血有肉，有情感，有爱恨，有梦想，也有内心的冲突和挣扎。新时代，我们不仅强调爱国主义、集体主义，认为青年是集体中的青年，青年的成长和担当不应离开集体；同时，我们也强调，青年是个体的青年，每个青年在为集体做出贡献时，集体也会帮助个体实现自身的发展，实现自己的价值。在这个基础上，新时代的青年就是集体与个体的辩证统一。

第二，在组织保障上，党的领导是新时代青年能够承担时代使命的组织基础和根本前提。党的十九大报告指出，中国特色社会主义最本质的特征是中国共产党领导，中国特色社会主义制度的最大优势是中国共产党领导，党是最高政治领导力量。我国新冠肺炎疫情防控阻击战的成功离不开14亿多中国人民的众志成城。而这么多人的众志成城需要一个强有力的组织来实行总揽全局、协调各方的领导。从政府到企业、社区再到个人，从疫情的阻隔到病人的救治再到病毒的研究和疫苗的开发，都离不开对各方面工作的协调，对各方面人员的协调。那么是谁在组织协调方方面面，组织协调各行各业的疫情防控工作呢？在中国，在我们的新时代，无疑就是我们的中国共产党。

党的十八大以来，在以习近平同志为核心的党中央的坚强领导下，我们党不断坚持和完善党的领导、加强和改进党的建设、深入推进全面从严治党，不断增强党的政治领导力、思想引领力、群众组织力、社会号召力，增强我们党的旺盛生命力和强大战斗力，为党能够在疫情防控中发挥领导作用、青年在党的领导下能够勇担时代重任打下了坚实的基础。

第三，中国特色社会主义制度是新时代青年能够承担时代使命的制度基础。习近平总书记在 2020 年 4 月 27 日召开的中央全面深化改革委员会第十三次会议上指出，我国疫情防控和复工复产之所以能够有力推进，根本原因是党的领导和我国社会主义制度的优势发挥了无可比拟的重要作用。中国特色社会主义制度，是具有鲜明中国特色、明显制度优势、强大自我完善能力的先进制度。中国特色社会主义制度具有坚持全国一盘棋、调动各方积极性、集中力量办大事等多方面的显著优势。在党的领导下，这些制度优势能不断转化为国家的治理效能。新冠肺炎疫情发生以来，在以习近平同志为核心的党中央统一领导下，各地区各部门各司其职、协调联动、全力奋战，形成了全面动员、全面协调、全面加强疫情防控的工作局面，真正做到了"一方有难、八方支援"。

在中国特色社会主义制度优势的基础之上，在改革开放以来我国经济建设取得举世瞩目成就的基础之上，新时代我国更加强调全体人民的共同富裕，采取了脱贫攻坚战、深化教育改革等一系列措施，进一步实现了社会的公平公正，为广大青年承担民族振兴的重任创造了越来越好的社会条件。

总的来看，对爱国主义、集体主义精神的继承和弘扬，坚持党的全面领导，发挥中国特色社会主义制度优势，既是新时代中国青年时代担当的重要特点，也是新时代中国青年时代担当的独特优势。

（三）青年必是民族复兴的先锋力量

实现中华民族伟大复兴是近代以来中华民族最伟大的梦想。2020 年是决胜全面建成小康社会、决战脱贫攻坚之年，我国即将实现第一个百年奋斗目标，民族复兴胜利在望。但是，正所谓船到中流浪更急、人到半山路更陡，中华民族的伟大复兴，绝不是轻轻松松、敲锣打鼓就能实现的。我们越接近民族复兴的实现，所面对的问题可能越复杂、越艰巨，新冠肺炎疫情已经证明了这一点。我们还有很长的路要走，还有很多复杂的情况需要应对。

在这种情况下，我们尤其需要发挥青年在民族振兴中的生力军作用。正如习近平总书记所言，新时代中国青年处在中华民族发展的最好时期，既面临着难得的建功立业的人生际遇，也面临着"天将降大任于斯人"的时代使命。新时代中国青年要继续发扬五四精神，以实现中华民族伟大复兴为己任，不辜负党的期望、人民的期待、民族的重托，不辜负我们这个伟大时代。

我们青年应当积极利用生命力旺盛、积极热情和敢想敢干的特点，开发自身初生牛犊不怕虎的勇气、天生我材必有用的志气和纵死犹闻侠骨香的锐气，进而发挥出不避艰险、善作善成的力量，肩负起民族复兴的重任，做民族复兴的先锋力量，立大志、干大事、成大业，感受"横眉冷对千夫指，俯首甘为孺子牛"的奉献之乐，体验"宝剑锋从磨砺出，梅花香自苦寒来"的奋斗之乐，领略"长风破浪会有时，直挂云帆济沧海"的成功之乐，锻炼自我、磨砺自我，最终成就自我。

（该视频公开课上线时间为 2020 年 6 月 17 日）

图书在版编目（CIP）数据

在比较中学习：疫情防控公开课／中共北京市委教育工作委员会，北京高校思想政治理论课高精尖创新中心组织编写. ——北京：中国人民大学出版社，2020.12

ISBN 978-7-300-28826-0

Ⅰ. ①在… Ⅱ. ①中… ②北… Ⅲ. ①日冕形病毒-病毒病-肺炎-疫情管理-中国 Ⅳ. ①R563.1

中国版本图书馆CIP数据核字（2021）第009501号

在比较中学习
——疫情防控公开课
中 共 北 京 市 委 教 育 工 作 委 员 会
北京高校思想政治理论课高精尖创新中心　组织编写
Zai Bijiao zhong Xuexi

出版发行	中国人民大学出版社			
社　　址	北京中关村大街31号		邮政编码	100080
电　　话	010-62511242（总编室）		010-62511770（质管部）	
	010-82501766（邮购部）		010-62514148（门市部）	
	010-62515195（发行公司）		010-62515275（盗版举报）	
网　　址	http://www.crup.com.cn			
经　　销	新华书店			
印　　刷	北京联兴盛业印刷股份有限公司			
规　　格	160 mm × 235 mm　16开本		版　　次	2020年12月第1版
印　　张	12.25插页3		印　　次	2020年12月第1次印刷
字　　数	134 000		定　　价	48.00元

版权所有　侵权必究　　印装差错　负责调换